BASTEI
LÜBBE

Friederike Rosenfeld

Ich hätte dich so gern gekannt

Für meine Tochter Regine, die starb, bevor sie auf die Welt kam

Aufgezeichnet unter Mitarbeit von
Martina Sahler

BASTEI
LÜBBE

BASTEI LÜBBE TASCHENBUCH
Band 61 519

1. Auflage: April 2003
2. Auflage: Oktober 2003
3. Auflage: November 2006

Aus persönlichkeitsrechtlichen Gründen
wurden Namen und Details geändert.

Das Gedicht auf Seite 129 stammt von Margot Bickel/Hermann Steigert

Bastei Lübbe Taschenbücher ist ein Imprint
der Verlagsgruppe Lübbe

Originalausgabe

Titelillustration: ZEFA – S. Gulka
Einbandgestaltung: Gisela Kullowatz
Satz: hanseatenSatz-bremen, Bremen
Druck und Verarbeitung: Ebner & Spiegel, Ulm
Printed in Germany
ISBN-13: 978-3-404-61519-3 (ab 01.01.2007)
ISBN-10: 3-404-61519-0

VORWORT

Freunde und Bekannte bezeichnen mich als »Powerfrau«, obwohl mein Äußeres diesem Bild sicher nicht entspricht.

Ich bin am 28. Juni 1958 geboren und lebe beinahe schon mein ganzes Leben lang in Münster. Ich habe ein abgeschlossenes Architekturstudium und eine Ausbildung zur Fremdsprachenkorrespondentin für Englisch.

Ich bin klein, nur einen Meter fünfundfünfzig groß, und mit knapp sechsundvierzig Kilo recht zierlich. In Paris hält man mich grundsätzlich für eine Französin, in Deutschland denkt man nicht nur wegen des Namens Rosenfeld an eine jüdische Abstammung.

Noch habe ich schwarze Haare, doch schon bald werde ich ergraut sein und im Laufe der nächsten Jahre noch kleiner und schlanker werden, denn ich leide an einer rheumatischen Auto-Immun-Erkrankung der Wirbelsäule – dem Morbus Bechterew –, die im August 1996 nach der Totgeburt meiner Tochter Regine erst richtig ausgebrochen ist. Seitdem umschlingt mich diese Krankheit in ihrer schmerzhaften, chronisch-entzündlichen Form, und ich brauche einen verdammt guten Arzt, um eine akzeptable Lebensqualität zu halten und meinen anstrengend-schönen Alltag weiterzuleben.

Glücklicherweise habe ich diesen Arzt. Er tut auf medizinischem Gebiet alles, was in seiner Macht steht.

Dass ich trotzdem eine sehr glückliche und optimistische

Frau bin, verdanke ich meinen vielen Freunden, meiner positiven Lebenseinstellung und natürlich meinem neunjährigen Sohn Julian.

Auch beruflich geht es mir sehr gut, ich habe einen interessanten Job, nette Kollegen und einen wunderbaren Chef.

Als ich die Geschichte meiner Tochter aufschrieb, wollte ich mir vor allem meinen Schmerz von der Seele schreiben. An eine Veröffentlichung habe ich erst gedacht, als ich feststellen musste, dass es nur sehr wenig autobiografisches Material zum Thema »Fehl- und Totgeburt« gibt, und als mir meine Freunde, die meine Geschichte unter Tränen »verschlungen« hatten, dazu rieten.

Ich hoffe, dass mein Buch vielen Eltern, die auf ähnlich tragische Weise wie ich ihr Baby verlieren mussten, helfen wird.

Friederike Rosenfeld, im Februar 2003

PROLOG

Ich war im fünften Monat schwanger und wusste, dass etwas nicht stimmte.

Ich wusste es schon seit einigen Tagen, und die Angst ließ mich nicht mehr los.

Meinen Sohn Julian, der damals drei Jahre alt war, brachte ich um Viertel nach acht zu seiner Tagesmutter, bevor ich an jenem 25. April 1996 zu meinem Arzt fuhr. Mein Herzschlag raste, und meine Handflächen fühlten sich feucht an. Meine Gedanken kreisten immer nur um eines: Irgendetwas stimmt mit meinem Baby nicht.

Zum Glück brauchte ich nicht lange zu warten, bis ich dem Arzt im Sprechzimmer meine Befürchtungen und Gefühle schildern konnte.

Er runzelte die Stirn und sagte: »Schauen wir erst einmal nach!«

Eine Minute später lag ich auf der Liege im Untersuchungsraum, den Pulli hochgeschoben, während Dr. Horwarth den Kopf des Ultraschallgerätes suchend über meine Bauchdecke schob und den schwarz-weißen Bildschirm fixierte.

Das Baby war kaum zu sehen.

Erst nach langem Hin- und Herschieben entdeckten wir die Schädeldecke. Mit Sorgenfalten auf der Stirn drückte Dr. Horwarth auf meinem Bauch herum.

Meine Kleine bewegte sich nicht.

In diesem Moment wusste ich es genau und sprach es aus:

»Sie ist tot!«

Ich sah, dass der Arzt schluckte. »Ich kann es nicht hundertprozentig ausschließen«, entgegnete er heiser.

Mir wurde schwindelig, und meine Hände zitterten, als ich mir das Gel vom Bauch wischte und die Hose wieder zuknöpfte.

Ich bewegte mich wie ein Roboter, als Dr. Horwarth mir riet, zu einem Kollegen zu fahren, der über ein Spezial-Ultraschallgerät verfügte.

Für mich gab es keinen Zweifel mehr: Das Herz meines ungeborenen Kindes hatte aufgehört zu schlagen. Und kein Ultraschallgerät der Welt würde das Gegenteil beweisen. Intuitiv wusste ich das und klammerte mich nur an einen letzten Rest Hoffnung.

Während Dr. Horwarth mich in der Praxis seines Kollegen telefonisch anmeldete, wartete ich am Empfang auf die Überweisung und war unfähig, einen klaren Gedanken zu fassen. Ich zitterte, und Tränen liefen mir über das Gesicht.

Julian!, dachte ich plötzlich. »Ich muss telefonieren«, sagte ich zu der Arzthelferin.

Verständnisvoll reichte sie mir den Apparat, und ich wählte die Nummer von Julians Tagesmutter. Ich ließ es lange klingeln, doch niemand ging ans Telefon. Wahrscheinlich machte sie mit ihm einen Spaziergang im Park.

Dann wollte ich meine Schwester anrufen, doch so sehr ich mich auch bemühte, mir fiel die Nummer nicht mehr ein. Die Helferin gab mir das Telefonbuch, aber Namen und Zahlen verschwammen vor meinen Augen, als ich darin blätterte.

»Meine Mutter ... Ich will meine Mutter sprechen.« Die Tränen liefen mir unablässig über das Gesicht, ich bekam kaum noch ein Wort heraus.

Ich wählte ihre Nummer, doch meine Mutter meldete

sich nicht. Vielleicht war es ja besser so, denn meiner Schwangerschaft stand sie genau wie der Kindsvater noch sehr zwiespältig gegenüber, und wer weiß, wie sie in dieser Situation reagiert hätte.

Wie in Trance verließ ich die Praxis. Ich fühlte nichts mehr, keinen Schmerz, keine Angst, gar nichts, nur eine große Kälte in meinem Herzen.

Ich hatte meinen Mantel vergessen, dennoch spürte ich die kühle Morgenluft nicht.

Plötzlich stand ich vor einer Telefonzelle.

Mir kam in den Sinn, meine Nachbarin Gisela anzurufen, zu der ich ein freundschaftliches Verhältnis hatte.

Als ich ihre Stimme hörte, fing ich endlich laut zu schluchzen an. »Mein Baby ist tot, ich weiß nicht, was nun geschieht. Ich muss sofort ins Krankenhaus. Julian, was wird mit meinem Jungen? Ich kann seine Tagesmutter nicht erreichen. Ich bin in der Stadt, weil ich noch zu einem anderen Arzt muss, um den Tod bestätigen zu lassen.«

Gisela versuchte, mich zu beruhigen. Sie würden sich alle um Julian kümmern, um ihn bräuchte ich mir keine Gedanken zu machen. Sie war besorgt, weil ich mit dem Auto unterwegs war.

»Sei vorsichtig, denk an Julian, den hast du noch, der braucht dich. Denk an deinen Julian!«, schärfte sie mir ein. Worte, die ich in den nächsten Tagen immer wieder hörte und die mich davon abhielten, einfach still und leise aus dem fünften Stock des Krankenhauses zu springen, nachdem man mir bestätigt hatte, dass das Baby in meinem Bauch tatsächlich gestorben war und dass ich es unter Wehen würde gebären müssen. Eine ganz normale Geburt für mein totes Mädchen ...

Ich habe sie Regine genannt.

KAPITEL 1

Ich war fünfunddreißig, als mein erstes Kind geboren wurde. Julian war weiß Gott ein Wunschkind!

Sieben Jahre lang hatte ich mich Hormontherapien unterzogen. Alles, was die moderne Reproduktionsmedizin zu bieten hatte, hatte ich versucht. Unzählige künstliche Befruchtungen ließ ich über mich ergehen. Nach einer Fehlgeburt in der sechsten oder siebten Schwangerschaftswoche wollte ich einmal fast aufgeben. Ich war psychisch stark angeschlagen, und auch körperlich litt ich unter den starken Hormongaben. Unterleibsentzündungen und Zysten, die so schmerzhaft waren, dass ich mich kaum noch bewegen konnte, drückten nicht nur auf meinen Körper, sondern auch auf meine Seele.

Mein Freund Frank ließ endlose Untersuchungen beim Andrologen über sich ergehen, brachte ebenfalls eine Hormontherapie und eine Krampfaderverödung hinter sich.

Sieben Jahre lang bestand unsere Beziehung nur aus einem einzigen, allumfassenden Thema: unserem Wunsch nach einem Kind. Sieben Jahre lang widmeten wir uns mithilfe der Medizin ausschließlich der Zeugung eines gemeinsamen Babys.

Irgendwann fand ich mich damit ab, dass wir kein Kind bekommen würden, und dachte dabei an die Abtreibung zurück, für die ich mich mit zweiundzwanzig entschieden hatte, weil ich glaubte, dass ein Kind noch nicht in mein Leben passte. In Momenten der Trauer kam mir sogar oft der zerstörerische Gedanke, dass meine Kinderlosigkeit die gerechte Strafe für mein damaliges »Vergehen« sein könnte ...

Als ich schließlich aufgeben wollte, weil ich körperlich und seelisch am Ende war, gerieten Frank und ich in eine schwere Krise. Ich hatte die Sinnlosigkeit dieses Unterfangens erkannt und wollte um keinen Preis auch nur noch eine einzige Hormontablette schlucken. Da Frank sich darüber im Klaren war, dass unsere ungewollte Kinderlosigkeit wohl eher an ihm als an mir lag, hatte er große Angst, mich zu verlieren. Doch es gelang uns, unsere Beziehung noch einmal zu kitten.

Wir hatten uns auf ein Leben ohne Kind eingestellt, als im Mai 1993 meine Regel ausblieb. Eine Woche später machte ich einen Schwangerschaftstest und fiel aus allen Wolken. Ich war tatsächlich auf ganz natürliche Art schwanger geworden!

Überglücklich fiel ich Frank um den Hals. Wir würden ein Baby haben!

Obwohl ich täglich bangte und an einen glücklichen Ausgang nicht zu glauben wagte, verlief die Schwangerschaft weitgehend problemlos.

Sorgen bereitete mir in dieser Zeit nur mein Freund, der sich plötzlich verändert zu haben schien. Er war aggressiv und streitsüchtig, und oft kam es zwischen uns zu heftigen Auseinandersetzungen.

Nach einem besonders schlimmen Streit passierte es dann: In der 27. Woche setzten vorzeitig die Wehen ein.

Um die Schwangerschaft nicht zu gefährden, musste ich zehn Wochen lang liegen, aber das schien mir nach all den Jahren enttäuschter Hoffnungen ein geringer Preis für das Glück zu sein, ein eigenes Kind zu haben.

Zunächst lag ich im Krankenhaus am Tropf und war so

wütend auf Frank, dass ich ihm in den ersten Tagen verbot, mich zu besuchen, weil ich mich vor weiteren Aufregungen schützen wollte.

Doch schließlich ließ ich ihn zu mir.

Er war zerknirscht und voller Reue und wusste sehr wohl, dass er unser Kind in diese lebensbedrohliche Lage gebracht hatte.

»Wenn dieses Kind stirbt, bring ich dich um!«, erklärte ich ihm und war mir bewusst, dass das neue Leben in mir bereits zu diesem Zeitpunkt größere Bedeutung für mich hatte als meine Beziehung zu Frank. »Fass mich nie wieder an!«

Er nickte nur und ging.

Einige Tage später wurde ich entlassen und musste zu Hause weiter liegen. Ich bekam wehenhemmende Mittel und durfte nur auf die Toilette und zum Arzt. Ansonsten lag ich auf der Couch und konnte nicht schlafen, weil die Wehenhemmer mir rasendes Herzklopfen verursachten und mein Baby meinen Bauch zu einem Turnstudio erklärt hatte. Offensichtlich war es ebenfalls schlaflos.

Die schönste Zeit für mich und das Baby war, wenn Frank um halb fünf aus dem Haus zur Arbeit ging. Bis elf Uhr, wenn er wieder heimkehrte, hatten wir unsere Ruhe.

Frank rührte mich zwar nie wieder an, aber er war sehr gereizt und schrie mich oft an. Ständig versuchte er, mich zu provozieren, und warf mir völlig irrationale Vorwürfe an den Kopf.

Ich schwieg zu all dem und ließ mir aus Angst um mein Baby schlimme Beleidigungen gefallen.

Ich hatte mich vollkommen von ihm zurückgezogen und sprach nur noch das Notwendigste mit ihm.

Von meiner Couch im Kinderzimmer aus schaute ich mir eine Talkshow nach der anderen an, die sich an Niveaulosigkeiten überboten.

Unser Sohn Julian kam fünf Tage vor dem errechneten Geburtstermin per Kaiserschnitt zur Welt. Der Muttermund hatte sich trotz zwölfstündiger Wehen immer noch nicht geöffnet, und als meine Kräfte mich allmählich verließen, entschied man sich, das Baby zu holen.

Es war völlig gesund, und ich hielt mich für die glücklichste Mutter der Welt. Die Folgen der Operation erforderten, dass ich knapp vierzehn Tage im Krankenhaus blieb, bevor für uns zu Hause der Alltag mit Kind begann.

Ich erlebte alles andere als eine glückliche Baby-Zeit, denn die Aggressivität meines Freundes hatte in keiner Weise nachgelassen.

Seit Julian auf die Welt gekommen war, stritten wir uns täglich. Ich war längst aus dem gemeinsamen Schlafzimmer ausgezogen und schlief nun im Kinderzimmer neben der Babywiege.

Meistens ging ich schon früh zu Bett, aber ich konnte erst ein Auge zumachen, wenn ich hörte, dass mein Freund sich ins Bett zurückzog. Sobald ich sein lautes Schnarchen hörte, schloss ich meine Tür ab, um ein paar Stunden Ruhe zu finden.

Einmal bemerkte Frank, dass ich mich eingeschlossen hatte. Wie ein Verrückter trat er gegen die Tür, tobte und schrie, dass er mich umbringen werde, wenn ich nicht sofort aufmachen würde.

Voller Panik öffnete ich ihm. Sofort ging er mir an den Hals. Während ich auf der einen Seite der Wiege und er auf der anderen stand, starrte uns unser Sohn mit weit aufgerissenen Augen angstvoll an. Bis heute reagiert mein Sohn panisch, wenn er beispielsweise eine Szene im Fernsehen sieht, in der jemand gewürgt wird.

Als mein Freund von mir abließ, riss ich das Telefon an mich und rief panisch meinen Schwager an, der mich sofort holte.

Was war aus Frank geworden? Woher kam diese Veränderung? Warum war er so gewalttätig, so rücksichtslos und launisch?

Ein paar Tage blieb ich bei meiner Schwester, bis mein Freund mich überreden konnte, zu ihm zurückzukehren.

Doch es änderte sich nichts.

Aus Angst um mein Baby ging ich irgendwann sogar mit einem Küchenmesser bewaffnet ins Bett.

Drei Monate nach der Geburt unseres Sohnes stellte ich mich der entsetzlichen Wahrheit: Mein Freund war nach fünfzehn Jahren Alkoholabstinenz wieder rückfällig geworden.

Meine Welt brach zusammen! Mit allem hatte ich gerechnet, nur nicht mit dem Naheliegendsten! Ein Alkoholiker bleibt sein ganzes Leben lang krank, und selbst nach Jahrzehnten kann die Krankheit wieder ausbrechen.

Als Frank mir weinend am Ostersonntag 1994 gestand, dass er rückfällig geworden sei, reagierte ich völlig ruhig. Ich war geschockt und wusste, dass ich überlegt und bedächtig handeln musste.

»Okay«, sagte ich. »Das ist ein Rückfall, ich helfe dir. Ich bringe dich auf der Stelle ins Krankenhaus! Nach der Entgiftung überlegen wir uns die Anschlusstherapie. Doch eines muss dir klar sein: Beim nächsten Rückfall bin ich weg, und zwar für immer!«

Wir fuhren mehrere Krankenhäuser ab, doch am Ende wollte Frank nirgendwo bleiben und verschwand in der Nacht.

Irgendwann kehrte er heim und machte ein furchtbares Theater im Flur, sodass ich schließlich gezwungen war, die Polizei zu rufen. Sie konnten Frank zwar nicht zwangsweise einweisen, doch sie überredeten ihn schließlich, mit ins Landeskrankenhaus zu kommen.

Rasch packte ich eine Tasche mit den nötigsten Utensilien und war froh, als ich die Wohnungstür schließen konnte.

Julian weinte in seinem Maxi Cosi, und ich nahm ihn zärtlich auf, um ihn zu stillen.

Endlich war Ruhe eingekehrt.

Die nächsten Tage verbrachte ich wie in Trance.

Ich saß nur im Wohnzimmer herum, kümmerte mich um Julian, aber nicht mehr um mich. Ich aß und schlief nicht, sondern saß nur da und weinte lautlos vor mich hin.

Meine Mutter rief sehr oft an und versuchte, mich zu trösten. »Mami, wenn er tot wäre, wäre das leichter zu ertragen! Aber das! Unsere Beziehung ist am Ende. Er wird es nie schaffen, das weiß ich.«

Ich sollte Recht behalten.

Im Juli 1994, als unser Sohn sieben Monate alt war, war unsere Beziehung schließlich ganz am Ende. Ich hatte versucht, meinem Freund zu helfen, hatte endlose Gespräche mit ihm und seinen Ärzten geführt, gehofft, vertraut, misstraut und schließlich aufgegeben.

Wir trennten uns, und ich zog vorübergehend mit meinem Sohn in eine Souterrainwohnung im Haus meiner Mutter. Eine konfliktreiche Zeit begann, und ich litt unter der Abhängigkeit von meiner Mutter. Dazu kam die Ungewissheit, wie es weitergehen würde. Ich hatte nur wenig Geld und zudem meine Arbeit verloren, weil meine ehemalige Firma sich aufgelöst hatte.

Es wurde ein heißer, schwerer Sommer für Julian und mich. Dennoch war ich erleichtert über die Trennung. Die Angst, die mein ständiger Begleiter geworden war, fiel von mir ab, und während der ersten Nacht in meinem Kellerappartement schwor ich mir, dass ich nie wieder Angst vor einem Mann haben würde. Zum ersten Mal seit vielen Monaten schlief ich unbewaffnet ein.

In dieser Zeit kam es schließlich auch zum endgültigen Bruch mit meinem Vater. Die gesamte Schwangerschaft über hatten wir ein sehr gutes Verhältnis zueinander, und er hatte nach Julians Geburt noch mitbekommen, wie sich die Ereignisse in unserer Beziehung dramatisch zuspitzten. Doch eine Trennung von Frank lehnte er strikt ab und weigerte sich, mir vorübergehend finanziell unter die Arme zu greifen. »Wenn der Mann säuft, ist die Frau schuld!«, waren seine Worte. Solche Reaktionen waren typisch für meinen Vater, und ich brach wütend und enttäuscht den Kontakt ab.

Doch auch das Leben bei meiner Mutter und ihrem zweiten Mann war äußerst konfliktgeladen, obwohl meine Mutter vermittelte, wo sie nur konnte, und sich sehr liebevoll um mein Baby kümmerte. Wir schoben es auf meine unsichere Lebenssituation, die uns alle nervös machte.

Dummerweise hatte ich mein eigenes Konto einige Monate vor Julians Geburt aufgelöst. Ich besaß jetzt lediglich die Vollmacht über das Konto meines Freundes. Am Morgen nach meinem Auszug hob ich – quasi in letzter Minute – zweitausend Mark ab, und bereits am nächsten Tag war das Konto für mich gesperrt.

Nun erhielt ich nicht einmal mehr das Erziehungsgeld für Julian.

Doch Frank ging noch weiter. Böse und gekränkt über die Tatsache, verlassen worden zu sein, meldete er mein Auto, das auf seinen Namen lief, ab. Ich verbrachte den größten

Teil der nächsten Wochen mit Behördengängen und Terminen bei Beratungsstellen wie »Frauen helfen Frauen e. V.«

Natürlich ließ ich mir so schnell wie möglich einen Termin bei einer Rechtsanwältin geben, die meine monatlichen Forderungen für Julians Unterhalt ausrechnete und Frank zur Zahlung aufforderte. Doch er weigerte sich natürlich zu zahlen. Etliche Wochen gingen ins Land, bis die Sache geklärt war.

In der Zwischenzeit hatte ich bei Gericht einen Antrag auf **Überlassung** der von uns angemieteten Wohnung gestellt. Angeblich sollte die Entscheidung schon nach wenigen Wochen fallen, doch es dauerte beinahe drei Monate, bis wir endlich einen Gerichtstermin hatten. Es war einer der schwärzesten Tage meines Lebens, denn das Gericht sprach Frank die Wohnung zu. Schließlich war ich ausgezogen und war »untergebracht«. Außerdem war mein Ex-Freund krank, und es war ihm nicht zuzumuten, auf Wohnungssuche zu gehen. Ich dagegen hatte ja »lediglich« einen Säugling zu versorgen und somit genügend Zeit, mir eine passende Unterkunft zu suchen!

Den Auftritt des Gegenanwaltes werde ich wohl immer in traumatischer Erinnerung behalten.

Ich kam mir wie eine Verbrecherin vor! Er beschrieb mich als gewissenlos und hartherzig, als eine Frau, die den kranken Vater ihres Kindes im Stich gelassen und noch dazu das Kind mitgenommen hatte.

Weinend verließ ich den Gerichtssaal.

Aber gerade jetzt durfte ich nicht aufgeben. Mein neues Leben hatte begonnen, und ich allein war verantwortlich für unser Baby, das der Mittelpunkt meines Lebens geworden war.

Also begann ich schon am nächsten Tag den Immobilienteil der Zeitung zu studieren und selbst zu inserieren. Aber die Suche nach einer Wohnung für Julian und mich stellte sich als sehr schwierig heraus.

Ich musste feststellen, dass eine alleinstehende Mutter mit Säugling und ohne eigenes Einkommen sofort als asozial eingestuft wird.

Im Oktober 1994 fand ich schließlich eine Wohnung in einem Mehrfamilienhaus mit vier Parteien. Die Vormieterin war ebenfalls eine allein erziehende Mutter mit einer fünfzehnjährigen Tochter und hatte beim Verwalter ein gutes Wort für mich eingelegt.

Schon während der Renovierungsarbeiten lernte ich meine zukünftigen Nachbarn kennen, ein Ehepaar mit zwei Söhnen, von denen der jüngere auch Julian hieß. Sie wurden schon bald meine Freunde. Sie mochten meinen Sohn von Herzen und waren so hilfsbereit, dass ich mich wie in einer großen, glücklichen Familie fühlte. So wie ich es mir immer gewünscht hatte.

Sobald wir eingezogen waren, dachte ich darüber nach, wieder arbeiten zu gehen. Doch meine Mutter und sämtliche Freunde, einschließlich meiner neuen Nachbarn, rieten mir dringend davon ab. Auch meine Rechtsanwältin erklärte mir, dass es nur gut für mein Kind sei, wenn ich uns beiden erst einmal etwas Ruhe gönnen würde.

Ich aber wollte keinen Pfennig von Frank haben. Der Gedanke, von diesem Mann finanziell abhängig zu sein, ließ mir keine Ruhe.

»Aber Frau Rosenfeld, für das Geld muss Ihr Freund doch nicht mehr arbeiten, er ist doch schon in Rente, und Sie sind zu Hause, damit Sie sich um seinen Sohn kümmern können. Sie selbst sind doch von ihm gar nicht abhängig!«, machte mir die Anwältin klar, also gab ich mich geschlagen.

Mittlerweile hatte ich Kontakte zu anderen allein erziehenden Müttern aufgenommen und begann, mein Leben zu genießen.

Julian war ein anstrengendes, eigenwilliges, aber sehr kontaktfreudiges Kleinkind und beanspruchte mich vollständig.

Ich merkte sehr schnell, wie oft man als allein erziehende Mutter praktische Probleme zu meistern hatte. Bettlägerig krank zu sein war quasi unmöglich.

So kam ich auf die Idee, ein Netzwerk für allein Erziehende zu gründen. Mit Hilfe der Regionalpresse machte ich auf meine Idee aufmerksam.

Bald kannte ich viele Mütter, die sich – genau wie ich – ständig Sorgen darüber machten, wie sie zurande kommen sollten, wenn sie selbst einmal krank würden. Selbst ganz normale Wünsche, wie alleine einkaufen zu gehen, ließen sich kaum erfüllen, sofern da nicht willige Verwandte waren, die das Kind beaufsichtigen konnten.

Mein Netzwerk funktionierte schon bald. Wenn ich krank wurde, ging Julian zu Anne oder Maria, wenn Maria nach Düsseldorf in eine Ausstellung wollte, brachte sie mir ihren Tommy. Und wir unternahmen natürlich viel gemeinsam.

Ich hatte Freude am Leben, viel Besuch und war oft unterwegs. Ich hatte mich freigeschwommen und liebte die Unabhängigkeit, selbst wenn es in finanzieller Hinsicht noch nicht ganz so weit war.

Julian war gerade eineinhalb Jahre alt, als ich Andreas, einen allein stehenden Vater mit seinem damals siebenjährigen Sohn, kennen lernte. Er brachte mich nach der schweren Zeit der Neuorientierung endlich wieder zum Lachen, er hörte mir zu, er schrie mich niemals an, und er akzeptierte mein Bedürfnis nach Freiraum. Ich litt noch unter den Folgen meiner letzten Beziehung und war auf der Hut, doch er drängte mich nicht.

Wir sahen uns zwar nur selten, telefonierten aber häufig und ausgiebig miteinander. Mit der Zeit spürte ich immer deutlicher, wie wichtig er mir wurde.

Ein Vierteljahr später fand ich schließlich wieder Arbeit als Fremdsprachensekretärin. Ich war froh und dankbar, dass man mich trotz eines kleinen Kindes vorbehaltlos einstellte, und schwor mir, mein Bestes zu geben.

Julian kam bei seiner Tagesmutter gut zurecht, mit ihr hatte ich einen wahren Schatz an Land gezogen.

Als es auf den Winter 95/96 zuging, schien sich mein Leben endlich normalisiert zu haben. Ich hatte mich immer stärker daran gewöhnt, dass nun Andreas in meinem Leben war, und einige Meinungsverschiedenheiten hatten wir ruhig ausdiskutiert. Mit ihm konnte ich über alles sprechen, sodass ich langsam zu hoffen begann, dass unsere Beziehung eine Chance haben könnte.

Seinen Sohn hatte ich längst in mein Herz geschlossen, und er zeigte eine beinahe brüderliche Zuneigung zu Julian, der den Größeren natürlich anhimmelte. Dennoch versuchte ich, die Kinder so gut wie möglich aus der Beziehung herauszuhalten, denn zuerst wollte ich mir sicher sein, dass es auch eine Zukunft für uns gab.

Ich wollte Julian vor einem allzu großen Trennungsschmerz bewahren, und ich selber hatte auch Angst davor.

Nur ein Mal übernachtete ich allein bei Andreas, während die Kinder bei ihren Großeltern untergebracht waren.

Als ich am nächsten Morgen neben Andreas aufwachte, merkte ich erst, wie sehr ich die Geborgenheit bei einem Mann vermisst hatte.

Am zwölften Januar feierte Julian seinen zweiten Geburtstag. Und eine Woche später wusste ich, dass ich von Andreas schwanger war.

Ich war fassungslos und konnte es anfangs gar nicht glauben. Da hatte ich sieben Jahre alles unternommen, um ein Kind zu bekommen, nun nahm ich die Pille, hatte eher unregelmäßigen Geschlechtsverkehr und war trotzdem schwanger geworden!

So groß der Schock im ersten Moment auch war, an einen Abbruch dachte ich nie, auch wenn ich wusste, dass Andreas auf keinen Fall ein weiteres Kind wollte. Obwohl ich Angst vor dem hatte, was auf mich zukommen würde, war ich bereit, jede Hürde zu nehmen.

Mein Baby sollte leben.

Und falls es ein Mädchen werden würde, würde ich sie Regine Gisela nennen.

KAPITEL 2

Die Erste, die davon erfuhr, war meine Mutter. Sie reagierte abweisend und versuchte, mich dazu zu bewegen, die Schwangerschaft abzubrechen.

Sie dachte, dass ich mit einem zweiten Kind überfordert wäre, und sah sich bereits in der Rolle der Tagesmutter.

Nachdem meine Mutter mir die Unmöglichkeit einer Schwangerschaft vor Augen gehalten hatte, war ich auf eine harte Konfrontation mit Andreas vorbereitet. Darum sagte ich mir, dass ich versuchen wollte, es ihm so leicht wie möglich zu machen.

Doch das lief von Anfang an schief. Als ich ihm sagte: »Ich bin schwanger!«, war seine Reaktion bezeichnend: »Oh, nein, ich werde nie wieder eine Beziehung zu einer Frau aufbauen können!«

Das reichte mir. Am liebsten hätte ich ihn sofort vor die Tür gesetzt.

Nachdem er mir allerlei Vorträge darüber gehalten hatte, was er alles hätte tun müssen, um nicht von mir »reingelegt« zu werden, sagte ich nur, dass ich das Kind behalten, ihm aber keinerlei Vaterschaftspflichten auferlegen würde. Ich gab ihm zu verstehen, dass er sofort und für immer aus meinem Leben verschwinden und sich sicher sein könnte, dass ich mich nie mehr bei ihm melden würde.

Falls er mir jedoch zur Seite stehen wolle, würde ich seine Hilfe gern und dankbar in Anspruch nehmen. Denn eine

Schwangerschaft alleine durchzustehen sei nicht gerade mein Lebenstraum.

Wir drehten uns im Kreis. Immer wieder erklärte er mich für verrückt, weil ich nicht abtreiben wollte.

Ich erzählte ihm sogar die schreckliche Geschichte meiner Abtreibung und gestand ihm mein Unvermögen, damit fertig zu werden. Doch er verstand mich nicht, vermutlich, weil er es nicht wollte.

Als ich ihm dann erklärte, dass ich in meinem Alter und nach allem, was ich vor Julian durchgemacht hatte, diese Schwangerschaft als Geschenk betrachtete, das ich nicht ablehnen dürfe und es auch nicht wolle, starrte er mich nur völlig entgeistert an.

»Wo ist denn da die Basis?«, fragte er panisch.

»Ein Kind ist immer eine Basis«, sagte ich ihm.

Dem folgten schwerste Beleidigungen, die er mir vermutlich nur aus Verzweiflung an den Kopf warf. Trotzdem setzte ich ihn vor die Tür.

Mir war schlecht von seinen Worten und von den unzähligen Zigaretten, die er in meinem kleinen Wohnzimmer geraucht hatte.

Gut, dachte ich, das Kapitel ist abgeschlossen. Aber sein Kind werde ich trotzdem bekommen.

Seltsamerweise empfand ich weder Trauer noch Wut, obwohl an diesem Abend unsere Beziehung in die Brüche gegangen war.

In dem Augenblick, in dem er von mir verlangt hatte, unser Kind abzutreiben, hatte ich aufgehört, ihn zu lieben.

Ich wusste, dass ich ihn nicht vermissen würde.

Ich verbrachte viele schlaflose Nächte und dachte darüber nach, ob ich eine Chorionzottenbiopsie vornehmen lassen sollte. Bei dieser Untersuchung wird Gebärmuttergewebe untersucht. Mit dieser Methode können noch früher als bei der Fruchtwasseruntersuchung Behinderungen nachgewiesen werden.

Dr. Horwarth war fest von der Notwendigkeit dieser Untersuchung und ihrer Unbedenklichkeit überzeugt. Doch eine innere Stimme sagte mir, dass dieser Eingriff nicht gut für mein Baby sei.

Ich holte noch die Meinung eines weiteren Arztes ein, doch die Angst, später mit einem behinderten Säugling und meinem aufgeweckten Zweijährigen allein dazustehen, gewann schließlich die Überhand.

Außerdem beunruhigten mich die Blutungen, die seit zwei Wochen anhielten und wegen denen ich das Bett hüten musste. Sie hatten an einem Samstagabend eingesetzt, und voller Panik hatte ich Dr. Horwarth angerufen.

Der Gynäkologe verschrieb mir Hormonpräparate und verordnete strikte Bettruhe, wofür mein Arbeitgeber überhaupt kein Verständnis hatte. Er teilte mir telefonisch mit, dass er mir kündigen werde, weil ich mit meiner Schwangerschaft seine Arbeit gefährde. Er ließ mich gar nicht erst zu Wort kommen. Kündigung oder Auflösungsvertrag, hieß es nur. Ich solle mich mit der Verwaltung in Verbindung setzen. Natürlich hatte diese Ankündigung juristisch weder Hand noch Fuß; so lapidar konnte man mich nicht entlassen, schon gar nicht in der Schwangerschaft. Aber für mich war es nicht der Zeitpunkt, mich zur Wehr zu setzen. Ich war psychisch zu labil und angeschlagen.

Ich brach zusammen, bekam am Abend heftige Unterleibsschmerzen. Meine Freundinnen wurden aktiv und waren bis zu dem Montagmorgen, an dem ich die Chorionzottenbiopsie vornehmen ließ, abwechselnd bei mir.

Am Montag, dem 26. Februar, wurde ich um sieben Uhr morgens vom Leiter des ambulanten Pflegedienstes abgeholt, der in den letzten zwei Wochen schon bei uns ein und aus gegangen war und sich um mich und auch um Julian gekümmert hatte.

Für uns war er eine unvorstellbare Hilfe gewesen. Er fand genau die richtige Art, mit Julian umzugehen, vielleicht auch, weil er selber drei Kinder hatte.

Mein Sohn war zwar nicht schwierig im Umgang mit anderen Menschen, aber er ist sehr sensibel, und gerade fremde Männer im Umfeld seiner Mutter machen ihm Angst.

Herr Liebau vom Pflegedienst brachte an diesem Februarmorgen Julian erst zu seiner Tagesmutter und fuhr dann mit mir nach Düsseldorf in die Praxis, die mir Dr. Horwarth für den Eingriff empfohlen hatte.

Die Fahrt nach Düsseldorf war lang und quälend.

Aufgrund des montagmorgendlichen Verkehrs kamen wir erst um halb zehn zum Termin. Zweieinhalb Stunden Fahrt, in denen ich immer wieder an meiner Entscheidung zweifelte und höllische Angst davor hatte, dass die Untersuchung eine Fehlgeburt auslösen könnte.

In der Praxis, die so voll war, dass ich keinen Sitzplatz mehr bekam, musste ich etwa eine Stunde warten.

In dem folgenden Aufklärungsgespräch mit einer netten jungen Ärztin erfuhr ich, dass es nur ein Risiko von etwa einem Prozent gab, dass mein Baby an einer genetischen Veränderung erkrankt sein könnte. Da wollte ich schon fast wieder gehen.

Ein Prozent – das heißt, nur ein Baby von hundert gesunden wird mit Trisomie 21 (auch Down Syndrom genannt) oder einer anderen genetischen Erkrankung geboren.

Wäre es nicht völliger Wahnsinn gewesen, deshalb ein solches Risiko einzugehen?

Die Ärztin beruhigte mich und versicherte mir, dass das Risiko einer Fehlgeburt in dieser Praxis bei gerade einmal

0,4 Prozent lag. Sie versprach mir, dass ich nach zwei Tagen eine Kurzzeitanalyse und nach zehn Tagen das endgültige Ergebnis bekäme. Und so unterschrieb ich das Formular.

Die Untersuchung war schrecklich.

Ich lag flach ausgestreckt auf einer harten Liege. Überall im abgedunkelten Raum blinkten Monitore, die das Ultraschallbild zeigten.

Ich schloss die Augen, denn ich konnte es einfach nicht mit ansehen, wie mein kleiner Zwerg in meinem Bauch voller Panik vor der dicken Nadel flüchtete.

Die Ärzte waren zwar sehr verständnisvoll und fürsorglich, doch auch sie konnten nichts daran ändern, dass es aus irgendeinem Grund so schwierig war, bei mir an Chorionzotten zu kommen.

Die Stecherei in meinen Bauch war äußerst schmerzhaft und dauerte mindestens fünf Minuten. Ich hatte das Gefühl, als würde meine Gebärmutter von innen aufgeschlitzt, und starb beinahe vor Angst um mein Kind. Ich war fest davon überzeugt, dass diese Prozedur meinem Baby nur schaden konnte.

Und in diesen schrecklichen Minuten stiegen gleichzeitig Wut und Trauer in mir auf, weil ich all das allein durchzustehen hatte.

Vermutlich hätte ich mich nie auf diese Tortur eingelassen, wenn Andreas mir voller Zuversicht versichert hätte, dass auch er das Baby wollte.

Doch wie in allen entscheidenden Phasen meines Lebens war ich auch jetzt mal wieder allein.

Das war auch der Grund, weshalb ich diese ganze Prozedur als so bedrohlich für meine Schwangerschaft empfand.

Nach der Untersuchung lag ich eine halbe Stunde in irgendeiner Kabine und versuchte, zur Ruhe zu kommen.

Herr Liebau war bei mir. Es war gut, wenigstens einen Menschen zu haben, der verstand, wie sehr ich dieses Baby wollte.

Zwei Tage später bekam ich aus der Düsseldorfer Praxis die Nachricht, dass es keine Kurzzeitanalyse geben würde, da so wenig Untersuchungsmaterial zur Verfügung stand, dass diese für die Langzeitkultur benötigt würde. Man vertröstete mich und sagte, ich müsse noch fünf Tage warten.

Am nächsten Dienstag rief ich wieder an. Man reagierte sehr unfreundlich und sagte, ich müsse mich bis mindestens Donnerstagabend gedulden.

Freitagmorgen waren zwölf Tage seit der Untersuchung vergangen.

Ich hatte mir einen Termin beim Arzt geben lassen, denn ich hatte nicht mehr die Nerven, ein drittes Telefonat zu führen.

Der Arzt teilte mir nur mit, dass wieder kein Ergebnis vorläge und dass ich allerhöchstens auf eine vorläufige Analyse um 14 Uhr hoffen könnte.

Mittlerweile war ich nervlich so fertig, dass ich mit einem schlechten Ergebnis rechnete.

Das ist das Fatale an pränatalen Untersuchungen: Die negative Erwartungshaltung wird so hoch, als läge die Wahrscheinlichkeit eines schlechten Befundes nicht bei einem Prozent, sondern bei mindestens achtzig Prozent.

Völlig frustriert fuhr ich wieder nach Hause.

Kaum hatte ich meine Wohnung betreten, läutete das Telefon. Die Düsseldorfer Praxis. In der letzten halben Stunde hatte eine Biologin mein Zellmaterial untersucht und war zu einem eindeutigen Ergebnis gekommen: Ein gesundes Mädchen entwickelte sich in meinem Bauch.

In dem Augenblick hätte ich die ganze Welt umarmen

können! Auf einmal gab es keine Hindernisse mehr für mich, alles war neu und schön.

Ich würde dieses Baby bekommen, ich würde zwei süße kleine Kinder haben, meinen Julian und seine jüngere Schwester ...

Ich war die glücklichste Mutter der Welt!

Heute wünschte ich, man hätte mir damals gesagt, das Baby sei krank und nicht lebensfähig.

Ihr Tod hätte einen Sinn gehabt, mit dem ich hätte leben können.

KAPITEL 3

Ab der dreizehnten Schwangerschaftswoche begann ich mich wirklich zu entspannen. Meine Mutter hatte eingelenkt und rief nun hin und wieder an, um ihre Unterstützung anzubieten, und Andreas hatte beim Jugendamt die Vaterschaft für sein Ungeborenes anerkannt. Frank hatte eine Therapie gemacht und verhielt sich relativ ruhig.

Ich hatte mir vorgenommen, mir nichts mehr gefallen zu lassen – von niemandem. Ich gab mich kämpferisch, konsequent und unerbittlich, um Julian und dem Ungeborenen ihren Frieden zu erhalten.

Jetzt, wo ich mich wieder stärker fühlte, bekam nun auch mein Arbeitgeber meinen Kampfgeist zu spüren. Ich wehrte mich mit Händen und Füßen gegen die Kündigung und siegte. Schließlich musste auch er die Gesetze einhalten.

Das Einzige, was ihm diese unfaire Aktion gegen eine Schwangere einbrachte, war eine weitere Krankschreibung bis zur vierzehnten Schwangerschaftswoche.

Dr. Horwarth wollte mich so lange wie möglich aus dem Kreuzfeuer heraushalten. Jetzt auch noch am Arbeitsplatz gemobbt zu werden, konnte ich nun wirklich nicht gebrauchen!

Ohne schlechtes Gewissen nahm ich die Arbeitsunfähigkeit an. Früher wäre das für mich undenkbar gewesen.

Sogar mit ausgerenktem Wirbel, zwei Tage nach einer Operation mit Vollnarkose oder krankem Kind war ich zur Arbeit gegangen. Ehrgeizig, pflichtbewusst und mit dem dringenden Bedürfnis, mich und meine Unersetzlichkeit unter Beweis zu stellen. Das hatte ich nun davon. Kaum war ich schwanger, wollte man mich rausschmeißen!

Als sich Ende der vierzehnten Schwangerschaftswoche die Wogen geglättet hatten und ich wieder zur Arbeit ging, erledigte ich meine Aufgaben korrekt wie immer, aber ohne weitergehendes Engagement, denn menschlich hatte man mich tief enttäuscht.

In der sechzehnten Schwangerschaftswoche hatte ich schließlich eine Routineuntersuchung. Ich erwähnte, dass ich zunehmend unter Rückenschmerzen litt, und Dr. Horwarth meinte, dass diese sicher noch heftiger werden würden.

»Je mehr Sie an Gewicht zunehmen, desto stärker werden Sie auch an Ihrem Morbus Bechterew zu leiden haben. Die Wirbelsäule wird schließlich extrem belastet!«

Die Ultraschalluntersuchung beunruhigte mich, denn mein Arzt musste lange nach den Herztönen des Kindes suchen.

»Sie ist sehr ruhig und auch nicht besonders groß!«, bemerkte er stirnrunzelnd.

»Muss ich mir Sorgen machen?«, fragte ich ihn.

»Nein, ich denke nicht, Sie sind ja selbst eine zierliche Person. Außerdem haben Sie in den letzten Wochen eine Menge hinter sich gebracht. Wenn es Sie beruhigt, schreibe ich Sie krank, von mir aus bis zum Ende der Schwangerschaft. In Ihrem Fall wäre das durchaus gerechtfertigt.«

»Nein, das möchte ich nicht. Auf keinen Fall. Ich schaffe das schon irgendwie!«

Dr. Horwarth sah mich ernst an. »Sie müssen es wissen, aber Sie können jederzeit kommen. Dann ziehe ich Sie aus dem Verkehr!«

Am 18. April 1996 bekam ich unerträgliche Rückenschmerzen. Wenn ich mich auf dem Bett ausstreckte, um meine Wirbelsäule zu entspannen, konnte ich kaum noch atmen. Ich schob diese Schmerzen auf den Morbus Bechterew und machte mir in keiner Weise Gedanken um mein Baby.

Um dic Schmerzen zu lindern, ließ ich mir im Schulter-Nacken-Bereich ein Lokalanästhetikum unter die Haut spritzen, von dem ich wusste, dass es in der Schwangerschaft erlaubt war. Danach bekam ich es jedoch mit der Angst zu tun, weil mir wie nach einer Narkose oder Ohnmacht regelmäßig stundenlang schwindelig und übel davon wurde.

Außerdem bekam ich Seitenstiche davon, und der Rücken schmerzte unverändert.

Ich versuchte, mich abzulenken, und feierte mit Nachbarn Geburtstag. Es war hochsommerlich warm, wir saßen im Garten, aßen Torte und Eis, und ich fühlte mich trotz der Schmerzen zufrieden und glücklich.

Auch in den nächsten Tagen ging es mir körperlich nicht besser. Von einem Treffen mit Bekannten im Ein-Eltern-Café kehrte ich vorzeitig heim, weil ich nicht mehr sitzen konnte.

In jener Nacht hatte ich einen Albtraum. Ich träumte, dass Julian auf der Balkonbrüstung stand. Genau in dem Augenblick, in dem er in die Tiefe hinunterzufallen schien, wachte ich schreiend auf. Erleichtert darüber, dass alles nur ein Traum gewesen war, schlief ich schnell wieder ein.

Heute weiß ich, dass in genau dem Moment, als Julian in die Tiefe zu stürzen schien, meine Tochter starb.

Ich weiß genau, wann sie gestorben ist: Es war in der Nacht auf den 21. April 1996.

Am Morgen war der Schmerz verflogen, doch ich fühlte mich auf einmal noch viel müder und erschöpfter als bisher.

Ich quälte mich aus dem Bett, erledigte morgens müde und erschöpft meine Arbeit, kümmerte mich nachmittags müde und erschöpft um meinen quirligen Sohn und schlief abends müde und erschöpft um acht Uhr ein.

Drei Tage später ging ich zu meiner Freundin Maria auf einen Kaffee. Auf der Fahrt dorthin musste ich plötzlich weinen, weil ich mich so überfordert fühlte und es noch immer nicht schaffte, mich bedingungslos auf mein Baby zu freuen.

Irgendwann an diesem Nachmittag sagte ich zu Maria: »Ich spüre das Baby nicht, vielleicht ist es ja tot!«

Meine Freundin beruhigte mich: »Wahrscheinlich ist es nur besonders ruhig; wenn es tot wäre, wärst du es auch schon.«

Auch ich hatte irgendwo gelesen, dass man ein totes Baby höchstens ein paar Stunden tragen kann, ohne sich selber zu vergiften. Aber ich war von einer inneren Unruhe gepackt, die mich die ganze Nacht nicht schlafen ließ. Instinktiv hatte ich immer gespürt, wenn mit meinen Schwangerschaften oder meinem Sohn etwas nicht in Ordnung war. Wenn Julian sich im Kindergarten verletzt hatte, ahnte ich dies, bevor man mich anrief. Und darin habe ich mich nie getäuscht!

Daher ließ ich mir an diesem Abend noch kurz vor Praxisschluss einen Termin bei Dr. Horwarth für den nächsten Vormittag geben.

Das war der Morgen, an dem meine Zweifel zur Gewissheit wurden. Als er mir sagte, er könne nicht »ausschließen«, dass das Baby tot sei, und mich noch für den selben Tag zu seinem Kollegen schickte, der über die bessere Ultraschalltechnik verfügte, war ich mir sicher.

KAPITEL 4

Wie in Trance verließ ich die gynäkologische Praxis. Mein Baby war tot ... Ich fühlte nichts mehr, keinen Schmerz, keine Angst, rein gar nichts. Nur eine große innere Kälte.

Nachdem ich meine Nachbarin Gisela angerufen hatte, machte ich mich auf die Suche nach dem Spezialisten mit dem besonderen Ultraschallgerät.

Eine Weile fuhr ich in die falsche Richtung, denn ich war unfähig, die Schilder zu lesen, doch schließlich fand ich die Praxis, parkte den Wagen am Straßenrand und hastete die Treppe hoch.

Am Empfang saßen zwei Arzthelferinnen.

»Dr. Horwarth schickt mich für einen Ultraschall. Es besteht der Verdacht, dass mein Baby tot ist!«

Dann heulte ich los.

Eine Helferin erhob sich sofort und brachte mich in den nächsten Untersuchungsraum.

»Es dauert nicht lange. Haben Sie Ihre Versicherungskarte dabei?«

Natürlich, auch der Tod eines so kleinen Menschleins musste seine bürokratischen Wege gehen. Ich kramte in meiner Tasche herum und reichte ihr schließlich meine Eurochequekarte.

Milde lächelnd gab sie sie mir zurück, und ich suchte weiter, bis ich endlich die verdammte Karte gefunden hatte.

Ich saß allein in dem Raum, heulte und fror. Obwohl ich

ganz genau wusste, dass mein Baby tot war, hatte ich unglaubliche Angst davor, den Tod amtlich bestätigt zu bekommen.

Der Arzt, ein großer schlanker Mann Mitte vierzig, erschien. Auch er fühlte sich sichtlich unwohl in seiner Haut.

»Das sieht ja gar nicht gut aus ...«, sagte er hilflos.

Ich legte mich auf die Liege neben dem Monitor und machte den Unterleib frei.

Wenige Sekunden später sah ich meine Kleine so deutlich wie in einem Schwarz-Weiß-Film. Sie rührte sich nicht, die Ärmchen waren angewinkelt, die Beine angezogen, der Kopf lag auf der Brust oder seitlich auf der Schulter, eben so, wie die meisten Babys im Mutterleib ruhen. Das Bild sah aus wie ein Querschnitt durch ihren Körper.

Der Arzt rührte auf meinem Bauch herum, bis auch die inneren Organe deutlich sichtbar wurden. Nun konnte auch ich ihr Herz erkennen, das zu schlagen aufgehört hatte.

»Sie ist tot«, sagte ich müde.

»Ich kann leider keine Herztätigkeit mehr feststellen«, erwiderte der Arzt und begann, meinen Unterleib mit diesen harten grauen Papiertüchern abzuwischen. Ich hatte es schon immer gehasst, wenn der Arzt meinte, er müsse mich mit diesem klobürstenähnlichen Papier säubern.

»Was passiert jetzt«, fragte ich, »wie kommt sie aus meinem Bauch raus?«

Bislang hatte ich mir darüber überhaupt noch keine Gedanken gemacht; nun schwante mir Furchtbares.

»Sie müssen Sie auf die Welt bringen.«

Ich setzte mich ruckartig auf, das Gel für die Ultraschalluntersuchung klebte an meiner Jacke. Hysterisch schrie ich los, hielt mir die Hände vors Gesicht und brüllte laut: »Nein, nein, nein, um Gottes willen, ich kann kein totes

Kind auf die Welt bringen, ich kann es nicht, das kann kein Mensch von mir verlangen!«

»Aber sie muss auf die Welt, es gibt keine andere Möglichkeit!«

Der Arzt war sichtlich überfordert mit der unbekannten, völlig hysterischen Patientin.

»Fahren Sie noch einmal zu Dr. Horwarth, vielleicht kann der ... Ich meine, er operiert doch in seiner Praxis, vielleicht kann er Ihnen ja ambulant helfen.«

Das beruhigte mich ein bisschen. Wenn Dr. Horwarth dabei war, dann würde ich mich nicht so hilflos und alleine fühlen, er kannte mich, und ich hatte grenzenloses Vertrauen in seine ärztlichen Fähigkeiten.

Sein Stirnrunzeln an diesem Morgen hatte genügt, um meine schreckliche Befürchtung zur Gewissheit werden zu lassen. Nun hoffte ich wohl unbewusst, dass er mir durch Handauflegen mein totes Baby aus dem Bauch zaubern würde.

Ich schaffte es tatsächlich, die Praxis von Dr. Horwarth unbeschadet zu erreichen. Heulend stand ich im Fahrstuhl und fuhr in den dritten Stock.

»Mein Baby ist tot!«, schluchzte ich auf die fragenden Blicke der Helferinnen, als ich vor dem Empfangstisch stand.

Jemand nahm mich bei der Hand und führte mich in irgendeinen Raum, drückte mich auf einen Stuhl, wollte mir etwas zu trinken einflößen, aber ich hielt mein Gesicht mit den Händen bedeckt.

»Es stimmt also«, drang endlich die Stimme meines Arztes zu mir durch. Er saß mir gegenüber, eine Helferin links von mir.

»Was jetzt?«, brachte ich angstvoll hervor.

»Sie müssen sofort in ein Krankenhaus.«

»Ich kann sie nicht zur Welt bringen, ich kann kein totes Kind zur Welt bringen!!! Woher soll ich die Kraft dafür nehmen?«

»Es geht leider nicht anders, niemand würde einen Kaiserschnitt bei Ihnen machen. Aber man wird sie ordentlich mit Beruhigungsmitteln versorgen, Sie werden sich später kaum noch daran erinnern«, behauptete Dr. Horwarth, und damit irrte er sich gewaltig: Nicht eine Sekunde dieser schrecklichen Geburt werde ich in meinem Leben je wieder vergessen können, obwohl ich teilweise von den Medikamenten völlig benebelt war.

Doch die Erinnerung daran, der körperliche und seelische Schmerz, ist allgegenwärtig.

Es gibt nichts Grausameres für eine Frau, als ihr Kind zu verlieren.

Ich fragte mich, warum die Medizin noch keine andere Möglichkeit gefunden hatte, um wenigstens die qualvolle Totgeburt zu umgehen.

In der Zeitschrift »Eltern« hatte ich einen Bericht über einen sanften Kaiserschnitt mit winziger Narbe und fast gar keinem Wundschmerz gelesen, aber offenbar birgt diese Operationsmethode immer noch Risiken in sich, denn sie wird nach wie vor nur bei Lebend-Geburten oder allenfalls beim Kindstod gegen Ende der Schwangerschaft angewandt.

Doch an jenem Morgen dachte ich nicht an meine angelesene Illustrierten-Weisheit.

Damals hätte ich mir nicht vorstellen können, dass ich eines Tages dankbar dafür sein würde, dass ich mein Kind auf normalem Wege zur Welt bringen durfte.

Ich war kaum fähig, einen klaren Gedanken zu fassen. Der Schmerz um mein totes Kind hatte mich bereits restlos überwältigt.

»Wird es lange dauern?«, fragte ich zitternd.

»Ich denke nicht, es ist ja noch ein sehr kleines Baby.«

»Wird man sie begraben?«

»Ja.«

Auch heute noch bin ich ihm dankbar für diese Lüge. Hätte er mir in dem Augenblick gesagt, dass man das kleine Wesen verbrennen würde, wäre ich womöglich aus dem Fenster gesprungen.

Und ich bin mir sicher, dass er es wusste.

»Aber sie wird doch vorher nicht etwa aufgeschnitten, und ich muss sie auch ganz bestimmt nicht ansehen, wenn ich sie geboren habe?«

Ich schämte mich, weil ich solche Angst vor dem Anblick meiner eigenen Tochter hatte, aber ich musste es einfach fragen.

»Sie müssen das alles unbedingt mit dem Arzt besprechen. Er wird Ihre Wünsche sicher respektieren«, behauptete Dr. Horwarth, und nachdem ich ihm gesagt hatte, in welches Krankenhaus ich am liebsten gehen würde, versprach er mir, sich darum zu kümmern.

»Rufen Sie mich heute Mittag an. Ich werde versuchen, alles zu klären. – Und denken Sie daran, Sie müssen auch besprechen, was gegen die Milchbildung getan werden kann.«

»Milch? Ich kriege Milch für ein totes Kind?« Ungläubig sah ich ihn an. Er nickte.

Doch was mich in diesem Augenblick am wenigsten interessierte, war meine Brust.

»Fahren Sie jetzt nach Hause, dann haben Sie noch etwas Zeit, alles Nötige mit Ihrem Sohn zu regeln. Ich werde in der Zwischenzeit versuchen, mit der Klinik Kontakt aufzunehmen.«

Er erhob sich, und ich schlich hinterher.

»Sie bekommen noch Ihre Überweisung, Frau Rosenfeld!«

Ich wartete an der Anmeldung und merkte, wie mir innerlich wieder furchtbar kalt wurde. Die Praxis begann, sich um mich zu drehen.

»Ich kann jetzt nicht Auto fahren«, sagte ich und kippte um.

KAPITEL 5

Frau Rosenfeld!«, hörte ich aus weiter Ferne.

»Es geht mir gut«, sagte ich, setzte mich auf und überlegte, warum ich hier lag.

»Warten Sie.« Eine Helferin drückte mich sanft wieder zurück.

Auf einmal kehrte der Schmerz zurück. Die gnädige Ohnmacht hatte ihn abgestellt, ich war erwacht, ohne zu wissen, dass mein Baby tot war. Für ein paar Sekunden hatte es wieder gelebt.

Doch nun drang alles auf mich ein. Ich hatte das Gefühl, wahnsinnig zu werden: diese vielen Menschen! Ich hätte am liebsten um mich geschlagen. Jeder zerrte an mir, jeder wollte mir helfen, alle waren besorgt.

Man legte mich ins Labor, dort, wo die Vorsorgeuntersuchungen für Julian und Regine vorgenommen worden waren. Jemand flößte mir Wasser mit irgendwelchen Tropfen ein und maß meinen Blutdruck. Irgendeine Helferin mit knallrotem Lippenstift und gütigen Augen rief.

»90:60!«

Ich hörte wie Dr. Horwarth anordnete: »Krankentransportschein!«

»Es geht mir gut, ich kann selbst fahren«, wehrte ich mich.

»Nein, auf gar keinen Fall, Sie müssen jetzt auf uns hören.«

»Ich brauche mein Auto, das kann hier nicht stehen bleiben.«

Als ob das wichtig gewesen wäre ... Ich hatte jeden Bezug zur Realität verloren.

»Okay, bring du sie nach Hause und nimm dir dann ein Taxi zurück.« Dr. Horwarth nickte seiner Mitarbeiterin mit dem gütigen Blick zu.

Ich stellte mich an wie ein Kind: Ich wollte partout allein nach Hause fahren, ich konnte keinen Menschen mehr in meiner Nähe ertragen, sondern wollte endlich mit dem Gedanken allein sein, dass meine Tochter tot war und man mich bald für immer von ihr trennen würde. Mir war klar, dass ich in den nächsten Stunden, Tagen nicht allein sein würde. Ich würde mich allein fühlen, das ganz gewiss, aber ich würde ständig unter Beobachtung sein.

Doch Dr. Horwarth ließ nicht mit sich verhandeln. Die junge Arzthelferin sollte mich in meinem Wagen nach Hause fahren.

Hinter der Windschutzscheibe steckte ein Strafzettel. Ich hatte im Halteverbot geparkt.

Auf dem Heimweg versuchte die gute Frau permanent, mich abzulenken, indem sie mich nach Julian fragte. Sie meinte es gut, aber ich brauchte so dringend meine Ruhe, um mich mit der grausamen Realität abzufinden.

Ich antwortete einsilbig, und oft verstand ich ihre Fragen auch gar nicht, weil ich gedanklich einfach so weit weg war.

Die Frau begleitete mich in meine Wohnung, und ich rief ihr ein Taxi. Dann kam mir plötzlich die verrückte Idee, Andreas anzurufen. Er meldete sich nicht.

Es klingelte, und wie ein rettender Engel stand meine Nachbarin Gisela vor der Tür. Sie nahm mich sofort in die Arme, denn sie wusste sofort, was ich durchmachte; sie selbst hatte einmal eine Fehlgeburt erlitten und war nun mit Leib und Seele Mutter. Die Helferin meines Arztes verabschiedete sich. Sie hatte mich trösten wollen, war aber nicht bis zu mir vorgedrungen.

Gisela musste schließlich kurz fort, um ihre Kinder vom Kindergarten zu holen. Ich nahm mir vor, einen Koffer für den Klinikaufenthalt zu packen, rannte aber nur kopflos durch die Wohnung.

Das Telefon klingelte.

Meine Schwester. Ich erzählte ihr, was passiert war, und sie reagierte bestürzt. Wieder musste ich heulen.

»Ich kann doch kein totes Kind auf die Welt bringen!«

»Wie erfahre ich denn, wo du bist, Rike? Ich würde dich ja auch gern ins Krankenhaus fahren, aber ich muss die Kinder abholen. Wenn ich Rainer erreiche, könnte ich um halb zwei da sein.«

»Ach lass mal ... Es wäre zwar schön, nicht alleine zum Krankenhaus zu fahren, aber ich halte es hier nicht mehr aus. Sobald ich weiß, in welches Krankenhaus ich komme, nehme ich mir ein Taxi!«

»Ruf mich an, oder sprich mir auf Band, wo du bist. Ich komme heute Abend«, versprach meine Schwester.

Dann fiel mir mein Arbeitgeber ein. Mist, ich hatte mir keine Arbeitsunfähigkeitsbescheinigung geben lassen.

Eine Kündigung wegen »Schlamperei« konnte ich mir nicht leisten; dann stände mir sicher noch nicht einmal Arbeitslosenhilfe zu.

Also rief ich die wirklich nette Sekretärin meines Vorgesetzten an.

Sie meldete sich sofort mit ihrer hellen, freundlichen Stimme.

»Rosenfeld – hören Sie, mein Baby ist tot. Ich muss ins Krankenhaus, ich muss das Mädchen jetzt zur Welt bringen. Allerdings habe ich noch keine AU, ich habe beim Gynäkologen nicht daran gedacht«, erklärte ich mühsam.

»Das ist jetzt nicht so wichtig, machen Sie sich keine Gedanken. Wo gehen Sie denn hin?«

»Ich weiß noch nicht. Das ist ja nicht in jedem Krankenhaus möglich.« Plötzlich verlor ich wieder völlig die Beherrschung und schluchzte laut los. »Ich muss mein totes Kind zur Welt bringen und weiß nicht, wie ich das schaffen soll!«

Die Frau war hilflos, aber zumindest klang ihre Stimme warm und mitfühlend. »Das ist schrecklich«, sagte sie leise.

»Ja, ich schicke Ihnen die Bescheinigung noch zu. Ich weiß allerdings nicht, wie lange ich arbeitsunfähig geschrieben werde.«

»Nun machen Sie sich darüber bitte keine Gedanken. Alles Gute!«

Ich rief in der Praxis von Dr. Horwarth an, und er bestätigte mir, dass ich in dem von mir bevorzugten Krankenhaus aufgenommen werden würde.

Gleich darauf rannte ich in den Keller, um eine Tasche für Julians Sachen zu finden; Gisela war gerade zurückgekommen.

»Wie kommst du ins Krankenhaus?«

»Ich ruf mir jetzt ein Taxi.«

Eine Tasche fand ich nicht. Ich knallte Julians Sachen einfach auf den Wickeltisch.

»Birgit kann dich mitnehmen«, rief Gisela durch den Flur.

Birgit war die Mutter ihres Tageskindes, und ich war dankbar, mit ihr fahren zu können. Ihr kleiner Sohn saß hinter uns auf seinem Kindersitz, und irgendwie war es schrecklich warm im Auto.

Die nette Frau brachte mich bis an die Krankenhauspforte. Dann betrat ich mit klopfendem Herzen den Eingangsbereich und kam mir sehr allein vor.

Sehnsüchtig dachte ich an Andreas. Warum lief nur alles so verkehrt, warum konnte er jetzt nicht bei mir sein, mich an die Hand nehmen und einfach sagen, dass wir das schon gemeinsam durchstehen würden. Warum war ich wieder einmal ganz allein auf mich gestellt, wenn es darum ging, etwas unsagbar Schweres zu leisten?

Ich saß im Wartezimmer vor der Anmeldung. Zusammengekauert umklammerte ich meinen Bademantel. Ich beobachtete, wie in unregelmäßigem Abstand Tränen auf das taubenblaue Frottee tropften.

Dann holte mich die Dame von der Anmeldung herein.

»Ich soll hier aufgenommen werden. Mein Gynäkologe hat angerufen. Ich weiß nicht, welche Station«, stammelte ich.

»Hm, um was geht es denn?«

Das hatte ich befürchtet. »Ich hab mein totes Kind im Bauch«, murmelte ich.

Entsetzen im Gesicht der anderen. Sie griff sofort nach dem Telefonhörer. »Haben Sie einen Einweisungsschein?«

Ich kramte in meiner Tasche und holte den gelben Zettel heraus, den mir Dr. Horwarth gegeben hatte.

›Intrauteriner Fruchttod‹ stand darauf. Was für ein furchtbares Wort.

Die Frau hatte inzwischen herausgefunden, wo ich hin sollte.

»Melden Sie sich auf Station IV. Dort nimmt man Sie auf.«

»Aber das ist doch nicht etwa die Entbindungsstation?«, fragte ich panisch.

Sie zuckte die Schultern.

Also doch! Man wollte mich tatsächlich zwischen frisch gebackene glückliche Mütter packen, die ihre knackig-rosigen Wonneproppen im Arm hielten.

Ich taumelte zum Lift. Eine alte Dame wartete dort, der man schon von weitem ansah, dass sie ein großes Mitteilungsbedürfnis hatte.

»Wollen Sie auch in die Vierte?« Sie strahlte mich an, als gäbe es dort etwas umsonst.

Ich hob den Kopf. Sie erschrak und schwieg.

Im Fahrstuhl bemerkte ich aus den Augenwinkeln, wie sie erschüttert auf meinen dicken Bauch starrte. Als ich ausstieg, strich sie mir sanft über den Arm. Das rührte mich so sehr, dass ich wieder hemmungslos zu schluchzen begann.

Auf Station IV schickte man mich sofort wieder weg. Ich hatte noch nicht einmal feststellen können, ob es sich wirklich um die Wöchnerinnen-Station gehandelt hatte. Ich sollte auf die 5A.

Ich schleppte mich die Treppe hinauf, meinen blauen Bademantel in der einen, meine Reisetasche in der anderen Hand. Diese grenzenlose Erschöpfung, die mich seit dem Tod meines Babys begleitete, hatte wieder vollständig Besitz von mir ergriffen. Vielleicht fiel ich ja einfach um und war tot.

Am Ende des Flurs sah ich zwei Schwestern, die mich – so kam es mir zumindest vor – argwöhnisch begutachteten. Die eine gab der anderen ein Zeichen und ging dann auf mich zu. Sie war ziemlich groß, recht kräftig und hatte wirre Locken. Freundlich wandte sie sich an mich. »Frau Rosenfeld?«

Ich nickte.

»Kommen Sie.« Sie fasste mich am Arm, nahm mir die Tasche aus der Hand und brachte mich in ein steriles Untersuchungszimmer.

Eine blonde, übertrieben stark geschminkte junge Ärztin trat ein.

Sie stellte sich vor und las dann die Einweisung und das

Begleitschreiben von Dr. Horwarth. Es enthielt auch die Ultraschallbilder von dem Kollegen in der Innenstadt.

»Ich würde Sie gern erst einmal untersuchen.«

Ich wurde in eine Kabine geschickt, zog mich aus und legte mich auf eine Liege. Wieder dieses glitschige kalte Gel, wieder der Stab und das endlose, verzweifelte Herumrühren auf meiner Bauchdecke. Ich sah gar nicht erst zum Bildschirm. Ich wollte nicht zum dritten Mal sehen, wie mein Kind leblos in meinem Bauch trieb.

»Ja, ich sehe keine Kindsbewegungen und kann keine Herztätigkeit feststellen.« Inzwischen tat diese ärztliche Diagnose nicht einmal mehr weh. Ich nickte nur.

Dann schickte sie mich auf den Untersuchungsstuhl. Auch das kannte ich zur Genüge.

»Sie können sich nun wieder anziehen. Ich werde den Chef informieren und Ihnen dann Blut abnehmen.«

Ich schlich in die Kabine. Außer einem leise gemurmelten »Guten Tag«, hatte ich noch keinen Ton gesagt.

Die Ärztin funkte ihren Boss an. Dann nahm sie mir drei Röhrchen Blut ab und maß den Blutdruck.

»Ist der immer so niedrig?« Was interessierte mich mein Blutdruck? Ich antwortete gar nicht erst.

Ein schlanker, großer, grauhaariger Mann, Ende vierzig, kam herein. Er trug ein gelbes Polohemd und keinen Arztkittel. Es handelte sich um den Chefarzt. Er hatte große braune Dackelaugen, und bereits auf den ersten Blick wusste ich, dass ich ihm genau wie Dr. Horwarth vertrauen konnte. Er würde nichts tun, was meine Kleine und mich noch weiter quälen würde.

Zum vierten Mal wurde mein Bauch beschallt. Er schwenkte den Bildschirm in meine Blickrichtung. Als ich den Kopf abwandte, sagte der Chefarzt sanft: »Bitte sehen Sie mal hin.«

Ich wollte nicht, wollte nicht schon wieder das tote Kind sehen. Die Vorstellung, dass mein totes Kind, selbst wenn es erst ein kleiner Fötus war, in mir lag, brachte mich schier zur Verzweiflung. Tränen liefen wieder über mein Gesicht und tropften auf die Papierunterlage der Liege, meine Haut brannte bereits. Bedrückt sahen mich Schwester und Chefarzt an. Die blonde Ärztin blieb ungerührt.

»Auch ich muss Sie leider noch mal untersuchen«, entschuldigte sich der Chef.

Ich trottete wieder in die Kabine, hievte mich auf den Stuhl.

»Sie sind so klein, wir müssen erst mal umbauen«, lächelte der Doc.

»Geht schon«, murmelte ich.

»Ach nein, Sie sollen es doch ein bisschen bequemer haben.«

»Die Gebärmutter ist noch ziemlich klein, vielleicht 14. bis 15. Woche«, stellte er kurz danach fest. »Sie können sich wieder anziehen.«

Wenig später saß ich ihm an seinem Schreibtisch gegenüber. Die Ärztin und die Schwester standen etwas abseits.

»Tja, das ist sehr schwer für Sie, Frau Rosenfeld. Ich kenne nun ungefähr Ihre Situation. Sie haben viel psychische Belastung aushalten müssen. – Sie haben ein Kind, nicht wahr?«

Ich nickte.

»Wie alt ist Ihr Kind? Ach, Moment, hier steht es ja: im Januar 94 geboren. Ein Junge! Na, der ist ja noch sehr klein«, stellte er nachdenklich fest, während er meinen Mutterpass studierte.

»War es eine normale Geburt? Ach nein, Kaiserschnitt. Warum das?«

»Geburtsstillstand, nach zwölf Stunden hatte sich der

Muttermund erst um drei Zentimeter geöffnet. Später hat man mir dann gesagt, dass mein Becken zu schmal gewesen sei.«

Er sah mich eindringlich an.

»Hatten Sie denn Wehen?«, fragte er.

»Zwölf Stunden lang, die letzten vier Stunden alle zwei bis drei Minuten.« Diese letzten vier Stunden waren in der Tat eine Tortur gewesen. Doch die hatte sich gelohnt. Am Ende hatte ich meinen Julian im Arm gehalten.

Er strich sich über die gerunzelte Stirn. Auch er fühlte sich unbehaglich, aber wenigstens verbarg er es nicht hinter anonymer Kälte.

»Ja, wie gehen wir am klügsten vor? Das Kind hatte keine genetische Erkrankung, Sie hatten ja eine Chorionzottenbiopsie vornehmen lassen. Wie ist die verlaufen?«

»Es war schwierig, Gewebe zu bekommen. Ihre Kollegen haben lange herumgestochen, das hat ziemlich wehgetan. Dann hat es noch mal mehr als zwei Wochen gedauert, bis ein Ergebnis vorlag. Es hieß sogar anfangs, das Gewebe reiche nicht aus. Aber dann legte man eine Langzeitkultur an. Das Ergebnis war sehr eindeutig.« Warum zwang mich dieser Mensch zu so langen Monologen?

»Hm, das hört sich gar nicht gut an. Möglicherweise hat sich damals ein Bluterguss gebildet, der nun zum Tod geführt hat.«

Sofort stellte ich mir bildlich vor, wie das kleine Geschöpf von einem riesigen Hämatom erdrückt worden war, und sah den Arzt voller Entsetzen an.

»Ich glaube, Ihr Kind ist seit drei Wochen tot!«

Ich spürte, wie eine eiskalte Hand meine Kehle zuschnürte. Für einen kurzen Augenblick nahm ich den Arzt nur noch verschwommen wahr, dann fing es in meinen Ohren zu dröhnen an.

»Ich trage seit drei Wochen ein totes Kind mit mir herum?«, fragte ich.

Er nickte traurig. »Vermutlich, denn seit der 14. Woche ist es nicht mehr gewachsen.«

»Oh, mein Gott ...« Sie ließen mich eine Weile weinen. Es herrschte Totenstille, niemand sagte etwas, selbst meine Tränen waren lautlos. Schließlich spürte ich eine zarte Berührung an der Schulter. Die Schwester sah mich mitfühlend an.

»Wir haben jetzt zwei Möglichkeiten, Frau Rosenfeld«, begann der Arzt.

Ich war auf alles gefasst. Dass ich meine Tochter so rasch wie möglich zur Welt bringen musste, war mir klar.

»Das Kind ist noch nicht so groß, wie es in der 19. Woche eigentlich sein sollte. Wir könnten Ihnen heute zweimal und morgen Früh noch einmal Prostaglandine vor den Muttermund legen, damit er sich öffnet. Dann könnten wir morgen Mittag eine Ausschabung machen. Das ist für Sie die sanfteste Methode, aber ich kann Ihnen nicht versprechen, dass es funktionieren wird. Es könnte gut sein, dass der Muttermund sich nicht genügend öffnet. Es ist aber genauso gut möglich, dass Sie starke Wehen bekommen und das Kind auch so kommt. Und es ist möglich, dass Sie bei einer Ausschabung sehr viel Blut verlieren, so viel, dass wir eine Transfusion vornehmen müssen. – Das ist die eine Möglichkeit.«

Er sah mich ruhig an.

»Und die andere?«, fragte ich ängstlich.

»Wir legen Sie jetzt an den Wehentropf, dann erleben Sie eine ganz normale Geburt, mit allen Schmerzen und allen Geburtsphasen. Das ist einfacher, und möglicherweise geht es auch sehr schnell. Aber es ist eine Geburt, und die werden Sie nicht vergessen! Wir können Ihnen zwar Medikamente geben, aber ganz betäuben werden die Sie nicht.«

Wieder musste ich weinen.

»Besteht die Gefahr, dass ich bei der ersten Möglichkeit verblute? Ich muss doch weiterleben, weil mein Sohn außer mir niemanden hat. Ich darf sowieso nicht darüber nachdenken, wie er die nächsten Tage ohne mich übersteht.«

Auf einmal packte mich eine unglaubliche Sehnsucht nach Julian. Sie war fast körperlich spürbar. Warum durfte ich nicht friedlich mit ihm im Garten sitzen? Warum musste ich das hier ertragen? Wie sollte ich diesen Albtraum je vergessen können?

»Es ist nicht ganz ungefährlich, aber wenn es lebensgefährlich wäre, würde ich es Ihnen nicht anbieten«, erklärte mir der Arzt.

»Verstehen Sie, ich möchte Ihnen die Geburt ersparen. Sie haben schon genug mitgemacht. Für uns wäre es wesentlich unkomplizierter, wenn wir Sie jetzt an den Wehentropf anschließen würden.«

»Ich nehme die erste Möglichkeit«, sagte ich entschlossen.

»Gut, dann bekommen Sie gleich das erste Ovulum; heute Abend das zweite. Ich sehe dann noch mal nach Ihnen, und dann hoffe ich, dass wir nach dem dritten Ovulum die Ausschabung vornehmen können. Falls Sie starke Wehen bekommen sollten, melden Sie sich bitte sofort. Heute Abend nehmen Sie ein Schlafmittel, und morgen um diese Zeit müsste dann alles vorbei sein. Ich hoffe, dass wir Sie dann möglichst schnell wieder nach Hause lassen können. Der Einzige, der Sie trösten kann, wird Ihr kleiner Junge sein.«

Ich war schon einige Male im Krankenhaus gewesen. Jedes Mal hatte ich harte Kämpfe ausfechten müssen, wenn ich wieder nach Hause wollte, weil ich wieder total fit war, die Ärzte jedoch noch keinen Nachfolger für mein Bett hatten. Und dieser verständnisvolle Mensch war bereit, mich direkt aus dem OP nach Hause zu schicken.

»Danke«, sagte ich leise.

»Lassen Sie sich erst einmal Ihr Zimmer zeigen, damit Sie ein wenig zur Ruhe kommen. Ich sehe gleich nochmal nach Ihnen.«

Er nickte mir freundlich zu.

Ich stand auf und schlich auf den Flur. Wie aus dem Nichts erschien wieder eine Schwester. Auch die blonde Ärztin war plötzlich wieder an meiner Seite.

»Das war keine einfache Entscheidung«, sagte ich zu ihr.

»Das war schon in Ordnung. Ich hätte mich genauso entschieden.«

Sie schien doch nicht so unbeteiligt zu sein, wie sie sich bislang gegeben hatte. Eine merkwürdige Frau. Mit ihr sollte ich noch mein blaues Wunder bei der Entlassung erleben.

KAPITEL 6

Man brachte mich in ein freundliches, helles Dreibettzimmer.

Das Bett am Fenster war frei, und ich hatte einen herrlichen Blick über die Stadt. Weite Grünflächen, Bäume, ruhige Straßen. Gestern Mittag noch war ich hier entlanggefahren. Bedrückt und beinahe weinend vor Erschöpfung nach der Arbeit, die mich so angestrengt hatte, als hätte ich den ganzen Vormittag über Steine geklopft.

In Wahrheit war es nicht die Arbeit gewesen, sondern das tote Mädchen in meinem Bauch, das mich so müde gemacht hatte. So müde, als würde ich einschlafen und nie wieder aufwachen. Dann wäre ich bei ihr gewesen.

Daran dachte ich, während ich auf diese Straße starrte.

Die Schwester sagte irgendetwas, doch ich hörte es nicht. Wie gebannt starrte ich hinaus.

»Frau Rosenfeld!!«

Ich drehte mich zu ihr um.

»Möchten Sie etwas trinken? Soll ich Ihnen eine Flasche Wasser bringen?«

»Ja, das wäre nett.«

Seit sieben Uhr morgens hatte ich weder einen Bissen gegessen noch etwas getrunken. Es war jetzt halb drei. Als mein Baby noch lebte, hatte ich ständig Hunger, schon eine Stunde nach einem ausgiebigen Frühstück musste ich wieder etwas essen. Auch das hatte sich in den letzten Tagen geändert. Ich hatte kaum noch Appetit.

Wenn ich zurückdenke, war ich die ganze letzte Zeit eigentlich vorwiegend müde und deprimiert gewesen. Warum war ich nicht eher zum Arzt gegangen? Vielleicht hätte man vor acht Tagen noch etwas retten, ihren Tod verhindern können? Tränen tropften auf meine Hände. Ich wunderte mich, dass ich überhaupt noch welche hatte ...

Ich begann, in meiner Tasche zu kramen, versuchte, meine Sachen auszupacken, was mir aber nicht gelang. Ich schaffte es einfach nicht, meine paar Klamotten in den Schrank zu hängen und meine Toilettensachen auf die Ablage im Bad zu stellen. So stopfte ich kurzerhand alles in den Schrank. Bis auf meine Handtasche. Ich entnahm ihr die neuesten Bilder von Julian, legte sie auf den Nachttisch und schaute mir meinen lachenden Jungen an.

Die Bilder waren an Julians Geburtstag aufgenommen worden. Da war ich schon schwanger, ohne es zu wissen. Ich hatte ganz entsetzlich gefroren, wie damals, als ich mit Julian schwanger war. Andreas war überraschend gekommen und hatte seinen Sohn mitgebracht. Ich hatte mich so gefreut, war ihm stürmisch um den Hals gefallen und hatte wieder einmal feststellen müssen, wie lieb ich ihn hatte – trotz all seiner Eigenarten.

Ich hatte mir oft gewünscht, dass er mich einfach nur in die Arme nehmen und mich seine Wärme spüren lassen würde. Doch wir lebten auf Distanz, was zum großen Teil auch von mir ausgegangen war. Wenn ich mich nicht so distanziert verhalten hätte, wenn ich ihn als meinen Partner mehr gefordert hätte, hätte er sich nach ein paar Jahren vielleicht auch an den Gedanken gewöhnt, ein Kind mit mir zu haben ... Vielleicht wäre dann alles anders geworden.

Vielleicht wäre die Kleine dann noch am Leben. Zumindest aber säße ich jetzt hier nicht allein. Andreas wäre da und würde das Schreckliche mit mir teilen.

Ich starrte das Bild an und fühlte mich überfordert. Julian würde mich auch nicht trösten können. Wie auch? Wie konnte man von einem Zweijährigen erwarten, dass er seine Mutter über den schlimmsten Verlust, den eine Frau erleben kann, hinwegtröstete? Julian würde keine Rücksicht auf meine Tränen nehmen können, er würde nur angstvoll auf meine Trauer reagieren. »Mami beint!«, sagte er immer, wenn er mich weinen sah, weil er noch kein »w« sprechen konnte. Er würde mir seine Ente in den Schoß legen, mir seine kleinen molligen Babyärmchen um den Hals legen, und wenn ich ihm dann sagen würde, dass er ganz lieb sei und Mami nicht seinetwegen weinte, würde er vorsichtig die Chance nutzen und zaghaft fordern:

»Müllauto kaufen, neues Müllauto kaufen!«

»Ist das Ihr Sohn?«

Ich sah auf. Der Chefarzt und eine junge dunkelhaarige Ärztin standen vor mir. Ich hatte sie gar nicht kommen gehört.

Ich nickte.

Der Chef nahm ein Bild von Julian und schmunzelte.

»Ein lebhaftes Kerlchen. Sie werden so bald wie möglich wieder bei ihm sein. Wo ist er denn jetzt, bei Ihrer Mutter?«

»Nein, die ... Julian ist bei seiner Tagesmutter, er kann dort bis Samstagmittag bleiben, dann muss er zu meinen Nachbarn. Das wird schwer für ihn; die Tagesmutter ist schon sein zweites Zuhause. Er tut mir so Leid.«

Der Chef nickte verständnisvoll. »Aber Samstagmittag sind Sie sicher wieder bei ihm, wenn nichts Unvorhergesehenes dazwischenkommt.«

Damit hatte ich nicht gerechnet.

»Und wenn ich sie doch zur Welt bringen muss?«

»Das wollen wir nicht hoffen. Deshalb legen wir Ihnen gleich die Scheidentablette ein. Haben Sie sonst noch Fragen?«

»Was wird mit ihr passieren? Wird sie beerdigt? Ich möchte nicht, dass sie aufgeschnitten wird.«

»Nein, wenn Sie das nicht wollen, wird es auch nicht gemacht.« Er schrieb etwas auf mein Krankenblatt. »Aber denken Sie bitte daran, dass eine Beerdigung Sie unmenschliche Kräfte kosten würde. Bei einem so kleinen Kind ... ist das ... ist das unüblich!« Es fiel ihm schwer, Worte zu finden, die mich nicht verletzen würden.

Ich sah mich schon allein im strömenden Regen mit Pfarrer Stephan Kreutz auf irgendeinem Friedhof stehen, er, der mein Mädchen gerne getauft hätte, der gerade selbst zum zweiten Mal Vater wurde und dem das Ganze sicher furchtbar an die Nieren ging, obwohl er als überzeugter Christ wahrscheinlich irgendeinen Sinn in ihrem Tod gesucht hätte. Ich sah den Chefarzt an.

»Sie haben Recht. Sie ist auch so bei mir. Aber ich möchte nicht, dass sie aufgeschnitten wird. Sie hat die ganze Schwangerschaft über meinen Stress, meine Angst und meine Tränen ertragen müssen, seit Wochen schwimmt sie tot in meinem Bauch herum – nein! Wenn sie auf der Welt ist, möchte ich, dass man sie in Ruhe lässt.«

»Das verspreche ich Ihnen.« Wenn er mich für übergeschnappt hielt, ließ er sich das zumindest nicht anmerken. Ich, die ich mich so großartig für Organspenderausweise einsetzte, wollte dann doch den Toten lieber ihre Ruhe lassen.

Er hatte sich neben mich gesetzt und den Arm um mich gelegt. Wirklich ein außergewöhnlicher Arzt. Das absolute Tabu, vor allem für Frauenärzte, ihre Patienten über das medizinisch Notwendige hinaus zu berühren, galt für ihn nicht. Aber mir tat es gut, dass dieser wildfremde Mann mich in den Arm nahm.

»Nun gehen Sie mit Frau Dr. S., sie wird Ihnen die Scheidentablette geben. Und melden Sie sich, wenn Sie Schmerzen bekommen. Ich sehe morgen Früh wieder nach Ihnen!« Er gab mir die Hand, lächelte mir ermutigend zu und überließ mich der Ärztin.

Diese war noch sehr jung, wahrscheinlich zehn Jahre jünger als ich. Ich fühlte mich ein wenig ausgeliefert und dachte an die beiden Assistenzärzte, die ich aus meiner Studentenzeit kannte. Sie waren mir teilweise wenig kompetent erschienen, und ich hatte mich oft gefragt, wie viel Vertrauen und Zuversicht sie wohl schmerzgeplagten, schwer kranken Patienten vermitteln konnten.

Ich musterte die Ärztin genau. Doch sie hielt meinem Blick stand, wurde nicht unsicher. Ruhig und sicher nahm sie meinen Arm und führte mich auf den Flur. Eine Schwester kam dazu, und wir kehrten in das mir nun schon vertraute Untersuchungszimmer zurück. Zum dritten Mal zog ich mich aus und legte mich auf den Stuhl.

Die Ärztin hatte sichtlich Mühe und musste sich eine ganze Weile in meinem Unterleib zu schaffen machen, um die Tablette tief genug einzuführen, doch es gelang ihr nicht, denn der Muttermund war fest verschlossen.

Später erklärte sie mir ausführlich, warum es so schwierig gewesen sei, und sagte, dass sie hoffe, dass es das zweite Mal besser ginge.

Das war der Augenblick, in dem ich mich mit dem Gedanken abfand, dass ich morgen um dieselbe Zeit, in einer ganz normalen grausam-sinnlosen Geburt, mein Kind zur Welt bringen würde.

Ich war drauf und dran, die Ärztin zu bitten, heute Abend

kein Ovulum mehr einzulegen, sondern mich gleich an den Wehentropf zu hängen.

Ich wusste es so sicher, wie ich um ihren Tod gewusst hatte: Ich würde meine Tochter auf die Welt bringen müssen.

Oder war nicht doch alles ein böser Traum? Gleich würde ich in meinem Bett aufwachen, meinen leise schnarchenden Julian in seinem Gitterbettchen neben mir, auf dem Bauch liegend, den Mund leicht geöffnet, ein Ärmchen um Gakgak, seine Ente, die immer dabei war, und das andere um sein gerade bevorzugtes Kuscheltier geschlungen. Neben Gakgak waren sein Teddy, ein großer brauner Hund und seit Ostern auch ein riesiger Hase mit dicken weichen Pfoten, den ihm meine Schwester geschenkt hatte, seine absoluten Lieblingstiere.

Warum konnte ich nicht einfach in der stillen Behaglichkeit meiner nächtlichen Wohnung aufwachen? Seit zwanzig Jahren, seit einer Gehirnhautentzündung, konnte ich keine Nacht mehr durchschlafen, doch seitdem ich mich von Frank getrennt hatte und meine eigene Wohnung hatte, hatte die Nacht für mich an Schrecken verloren. Es machte mir nichts mehr aus, nachts mehrmals aufzuwachen. Ich las dann ein paar Seiten, bis mich Julians ruhiger Atem wieder einschlafen ließ.

Seit ich wieder schwanger war, wachte ich oft vor Hunger auf. Mitten in der Nacht hatte ich plötzlich Appetit auf ein Brot oder einen Joghurt. In letzter Zeit hatte ich mit dankbarer Vorfreude daran gedacht, dass ich im kommenden Winter zwei- bis viermal pro Nacht mit meinem hungrigen Säugling aufwachen würde. Diesmal würde alles viel selbstverständlicher sein, ich war ja schon eine erfahrene Mutter, die sich von Hebammen und Säuglingsschwestern nicht verunsichern lassen würde. Träume aus glücklichen Zeiten ...

»Frau Rosenfeld!!«

Ich wurde unsanft in die Wirklichkeit zurückgeholt.

Die Ärztin sah mich nachdenklich an. »Alles in Ordnung?«

Ich nickte. Nichts war in Ordnung. Ich hatte meine tote Tochter im Bauch. Was sollte daran in Ordnung sein?

»Können wir Sie auf Ihr Zimmer bringen? Bekommen Sie noch Besuch?«, fragte die junge Ärztin.

»Ja, ich glaube schon. Ich weiß nicht genau, aber meine Schwester und eine Freundin wollten noch kommen.«

»Wenn Sie Hilfe brauchen, ist immer jemand für Sie da. Auch wenn Sie einfach nur reden wollen ...«, sagte die Ärztin in herzlichem Ton. Im normalen Leben hätte ich mir gut vorstellen können, sie zur Freundin zu haben; ich hatte einige Freundinnen, die wesentlich jünger waren als ich.

»Sie bekommen heute Abend gegen zweiundzwanzig Uhr die nächste Tablette. Sie wissen ja, dass Sie jetzt auch Wehen bekommen können. Bitte melden Sie sich dann!«

Ich wusste, dass ich keine Wehen bekommen würde. Ich wusste, dass ich mein Kind erst nach unsäglichen Qualen und mit Wehentropf gebären würde. Und ich wusste, dass mir noch Zeit blieb. Also ging ich ohne jegliche Erwartung, dass sich in meinem Unterleib irgendetwas rühren würde, auf mein Zimmer.

Ich war grenzenlos überrascht, als ich den Raum betrat. Frank stand dort. Mit Tränen in den Augen, zitternd und sichtlich mitgenommen.

»Was machst du denn hier?«, fragte ich erstaunt.

»Rike, es tut mir so Leid, wenn ich etwas tun kann ...«, flüsterte er mit tränenerstickter Stimme. In diesem Augenblick wusste ich, weshalb ich ihn einst so geliebt und bewundert hatte. Schade, dass der Alkohol alles zerstört hatte!

»Danke, Frank. Danke, aber ... ich bin so fertig, ich muss allein sein. Verstehst du das?«, fragte ich ihn.

»Ja, natürlich. Wenn du was brauchst, ich bin immer für dich da!«

Er strich mir liebevoll über die Wange und verließ das Zimmer. Im Flur hörte ich, wie er schluchzte.

Eine Zeit lang starrte ich wieder aus dem Fenster auf die Straßen. Ich wünschte, Frank würde es schaffen, sich ein neues Leben aufzubauen ...

Dann dachte ich an Julian, der jetzt schon eine Stunde länger als üblich bei der Tagesmutter war. Ob er auf mich wartete? Ob er merkte, dass etwas nicht stimmte? Mein armer kleiner Spatz. Würde er überhaupt schlafen können, wenn ich ihn nicht ins Bett brachte? Ich nahm mir vor, später bei der Tagesmutter anrufen.

Es klopfte. Die Tür ging auf, und meine Freundin Elise betrat den Raum. Sie war ausnahmsweise sehr stark geschminkt; Tränen lagen in ihren Augen, offensichtlich hatte auch sie um meine tote Tochter geweint.

Sie kam auf mich zu, nahm mich wortlos in die Arme und ließ mich ein wenig weinen.

Wir fühlten uns beide so entsetzlich hilflos in dieser Situation. Ich lag im Krankenhaus, und Elise war ganz ungewohnt ohne Kind und Hund im Schlepptau.

Elise war eine sehr liebevolle und geduldige Mutter von drei Kindern, zwei Jungen und einem Mädchen. Carina war die Jüngste, sie war erst drei, und ich wusste, dass Elise sich immer ein Mädchen gewünscht hatte.

Sie war seit einigen Jahren auch allein erziehende Mutter und hatte einen Freund, der mich ihren Schilderungen nach an Andreas erinnerte. Aber sie hatte ihren Partner noch, hatte ihn wenigstens hin und wieder, wenn sie am Abend einsam war und sich danach sehnte, in die Arme genommen zu werden.

Zwar hatte auch Elises Freund nicht gerade die stärksten Schultern zum Anlehnen, aber gab es überhaupt Männer mit starken Schultern? Ich zweifelte inzwischen daran. Aber es tat mir gut, mit ihnen zu reden, zu lachen und manchmal mit ihnen zu schlafen.

Elise hatte eine ähnliche Einstellung. In der Not konnte man von den wenigsten Hilfe erwarten, das hatte auch sie erfahren müssen.

Wir redeten stundenlang. Ich war auf einmal sehr gefasst, sehr redselig, sogar ein bisschen überdreht, und redete wirres Zeug, war teilweise sogar beißend spöttisch, eine Eigenschaft von mir, mit der die wenigsten Menschen klarkamen. Besonders die Männer an meiner Seite hatten Schwierigkeiten mit meinem Sarkasmus.

Elise war geduldig, sie hörte mir zu, sie war da und verstand mich. Was sie mir in diesen Stunden gab, hätte kein Mann mir geben können. Nur eine Mutter kann nachempfinden, was ich fühlte, wie ich hilflos in diesem weiß getünchten Krankenzimmer saß und wartete, mein totes Kind auf die Welt zu bringen.

»Hast du denn Schmerzen?«, erkundigte sich Elise.

»Wenn du Wehenschmerzen meinst, nein, nur ein leichtes Ziehen, das man aber wirklich nicht als Schmerz bezeichnen kann. Kopfschmerzen habe ich bekommen, aber das war zu erwarten. Auf Hormone reagiere ich immer so.«

»Und noch dazu die ganze Aufregung«, gab Elise zu bedenken.

Eine Schwester betrat den Raum. »Frau Rosenfeld, Sie haben sicher noch nichts gegessen. Möchten Sie sich etwas aussuchen? Oder vielleicht etwas trinken?«

»Ich würde gern etwas trinken, essen nicht, nein, vielleicht heute Abend, wenn das geht. Aber jetzt nicht. Nur Wasser, bitte.«

»Wann werden Sie operiert?«

»Wenn überhaupt, dann nicht vor morgen Mittag. Aber das ist noch nicht sicher. Das Medikament muss erst einmal wirken. Wenn das nicht passiert, können die Ärzte keine Ausschabung vornehmen.«

Die Schwester nickte. »Ja, dann können Sie heute Abend auf jeden Fall etwas essen. Jetzt bringe ich Ihnen erst einmal eine Flasche Wasser.«

Bald darauf kehrte sie mit einer Flasche Sprudel, einem Fieberthermometer und dem Blutdruckmessgerät zurück.

Am Krankenhausalltag wird sich so schnell wohl nie etwas ändern. Bei jedem Patienten und jeder beliebigen Krankheit, selbst wenn sie – wie bei mir – nicht als solche bezeichnet werden konnte, kreuzte irgendjemand mit einem Fieberthermometer auf!

Folgsam steckte ich das Gerät in den Mund, während die Schwester meinen Blutdruck maß – »Der ist aber niedrig!!« – und dann meinen Puls fühlte. Endlos mussten wir auf das Piepen des Thermometers warten.

»Manchmal dauert das wirklich lange«, sagte die Lernschwester entschuldigend.

»Das ist aber wirklich eine lahme Ente, wenn ich an das Turbogerät von meinen Kindern denke.« Elise machte einen Witz, um die Situation zu entspannen.

Endlich war das Piepen zu hören. Ich hatte immer noch etwas erhöhte Temperatur, wie es in der Schwangerschaft eben üblich ist.

»Bin ich eigentlich noch immer schwanger?«, fragte ich Elise, nachdem die Schwester gegangen war.

»Ja, natürlich«, sagte sie verwundert.

»Kann man das denn noch als Schwangerschaft bezeichnen, wenn das Kind tot ist?«

Sie sah mich traurig an.

»Ist schon irgendwie komisch, da sitzen wir hier und warten, dass ich endlich Wehen kriege, nachdem ich wochenlang alles getan habe, um genau das zu verhindern«, sagte ich verzweifelt.

Daran war aber rein gar nichts komisch, es war tragisch, ein Albtraum. Der Tod des eigenen Kindes ...

Mit Elise sprach ich darüber, dass es keinerlei Unterschied macht, wie oder in welchem Alter das Kind stirbt. Wir waren uns einig, dass sich an der Intensität des Schmerzes, an der ungeheuren Macht der Trauer rein gar nichts änderte, egal ob das Kind schon auf der Welt war, ob es ein, zwei, zwanzig oder dreißig Jahre alt war, ob es durch Krankheit, Unfall oder durch Selbstmord starb. Für mich war sie schon meine Tochter, für die ich Pläne hatte und die schon ein fester Bestandteil meines und Julians Leben geworden war.

Für sie hatte ich Morgen für Morgen die schlechte Behandlung an meinem Arbeitsplatz über mich ergehen lassen.

Für sie hatte ich mich gesund ernährt, hatte ich zwölf Wochen permanentes Frieren und Übelkeit in Kauf genommen.

Für sie hatte ich zwei Wochen fast nur gelegen, als ich in der Frühschwangerschaft Blutungen bekam.

Für sie hatte ich während dieser Zeit Julian in die Hände des ambulanten Pflegedienstes gegeben.

Für sie hatte ich hart gegen ihren Vater gekämpft, der sie nicht wollte. Für sie hatte ich gezittert, geweint, verhandelt, dann nicht mehr verhandelt, sondern nur noch zu ihrem Wohl gehandelt, und für sie hatte sogar Julian schon manches Mal zurückstecken müssen, weil ihre Entwicklung in meinem Bauch Vorrang hatte.

Neunzehn Wochen Schwangerschaft, so lang wie ein ganzes Menschenleben.

Ich erinnere mich an jede Sekunde dieser neunzehn Wochen, und diese Erinnerung wird wahrscheinlich in fünfzig Jahren noch gleichermaßen deutlich sein. Ich habe sie geliebt, wie eine Mutter ihr Kind lieben sollte. Mit jeder Faser meines Körpers habe ich sie geliebt und für sie gekämpft.

Ein großer Teil von mir ist mit ihr gestorben.

Regines Tod zeigte mir, was es heißt, Mutter zu sein. Obwohl ich seit über zwei Jahren Mutter war und schon manche Stunde in der Schwangerschaft und nach seiner Geburt um meinen Julian gezittert und gebangt hatte, obwohl ich manchmal glaubte, vor Liebe zu platzen, wenn ich meinen süßen Jungen anschaute, so wurde mir erst nach Regine diese grenzenlose Verbundenheit zwischen Mutter und Kind bewusst, die auch durch den Tod nicht aufgelöst werden kann.

Seit Regines Tod kann ich nur allzu gut verstehen, weshalb Mütter sich nach dem Tod ihres Kindes umbringen.

Vielleicht hätte auch ich meinem Leben ein Ende gemacht, wenn sie mein erstes Kind gewesen wäre.

Dann wäre ich mit meinem toten Kind im Bauch vom Balkon des fünften Stockwerks des Krankenhauses gesprungen, und wir wären zusammen begraben worden.

Doch nie und nimmer hätte ich meinen Jungen freiwillig allein zurückgelassen. Wenn ich auch in diesen schrecklichen ersten Stunden, nachdem der Tod erkannt worden war, das Bedürfnis verspürte, mich ganz still aus dem Leben zu schleichen, so ist meine Bindung an Julian doch viel zu stark. Mein Wunsch, ihn zu beschützen und ihm meine Liebe zu geben, wurde durch Regines Tod eher noch stärker.

Doch ich nahm mir fest vor, vor lauter Panik nicht zu einer hysterischen und überbesorgten Mutter zu werden, um ihn nicht auch noch zu verlieren.

Für Julians Entwicklung wäre es eine Katastrophe gewesen, wenn ich angefangen hätte, ihn mit übersteigerter Liebe und Sorge zu erdrücken. Ich sah nur eine Möglichkeit, diese übertriebene Fürsorge zu verhindern: Ich musste – wie vor Regines Tod – beide Kinder getrennt sehen.

Julian ist mein Sohn, er ist bei mir, ich darf ihn lieb haben, küssen, streicheln, behüten, bis er seine eigenen Wege gehen wird.

Alles, was mir von Regine geblieben ist, ist die Tatsache, dass sie meine Tochter ist. Und das ist sehr viel.

Natürlich werde ich nie einen Sinn in ihrem Tod sehen können. Und bis zum Ende meines Lebens werde ich mich nach ihr sehnen.

Am späten Nachmittag musste Elise gehen. Sie hatte ihre drei Kinder überstürzt bei ihrer Nachbarin gelassen, und ich war gerührt, dass sie es überhaupt möglich gemacht hatte. Sie nahm mich in den Arm, sah mir fest in die Augen und sagte leise:

»Halt durch, ich denke an dich!«

Ich wusste, dass sie für mich hoffte, dass ich mein Kind nicht auf normalem Wege auf die Welt bringen musste, darum sagte ich ihr auch nicht, dass ich mir sicher war, dass es nicht anders gehen würde. Ich hatte mich damit abgefunden und trotz meiner großen Angst irgendwie das Gefühl, dass die Erfahrung dieser Geburt zu irgendetwas gut sein würde.

Ich glaube, dass ich Angst davor hatte, nach ihrer Geburt den Verlustschmerz nicht ertragen zu können, wenn man sie wegtragen würde und sie unwiderruflich aus mir und meinem Leben verschwand.

Und ich hatte Angst davor, sie ansehen zu müssen. Doch für dieses Gefühl schämte ich mich. Ich war ihre Mutter – durfte ich mich vor dem Anblick meines Kindes fürchten?

Nachdem Elise gegangen war, wurde ich von einer großen Ruhelosigkeit erfasst. Gott sei Dank riefen hintereinander meine Freundinnen Maria und Inge an. Aus Angst, in den nächsten Tagen allen Bekannten und Freunden Rede und Antwort stehen zu müssen, hatte ich auf meinen Anrufbeantworter eine Nachricht gesprochen, die jeden über meine Situation informierte, der sich bei mir zu Hause meldete.

Maria versprach, sich sofort auf den Weg zu machen und mich zu besuchen, worüber ich mich sehr freute.

Und mit Inge führte ich ein längeres Telefonat, das mich für eine halbe Stunde von meinen Grübeleien ablenkte.

Inge fragte mich, was passiert sei, und ich erzählte ihr, was mich erwartete.

»O Mann, jetzt muss ich auch heulen«, entschuldigte sie sich am Ende.

Das Mitgefühl meiner Freundinnen tat mir gut, dennoch machte ich mir klar, dass ihr Entsetzen und ihre Trauer durch die grausame Tatsache begründet waren, dass jede Frau ein totes Kind gebären kann. Ihre Tränen galten zwar mir, aber eben auch der Befürchtung, dass ihnen dasselbe passieren konnte.

Ein paar Tränen weinten sie auch vor Dankbarkeit, dass ihr eigenes Kind gesund und munter auf die Welt gekommen war. Ich fand und finde das auch heute noch völlig normal, ich würde genauso denken, fühlen und reagieren.

Um halb sechs wurde das Abendessen serviert. Ohne Appetit aß ich ein Käsebrot und einen Joghurt. Den schalen Pfefferminztee rührte ich nicht an. Ich hasse fade

Krankenhaustees. Dem Küchenpersonal scheint ein Beutel für zwanzig Liter Wasser zu genügen. Eine wahre Zumutung.

Nach dem Essen bat ich um eine zweite Flasche Wasser, die ich dieses Mal sogar bezahlen musste. Die nette Lernschwester entschuldigte sich mehrmals dafür, dass sie mich zur Kasse bat, dabei handelte sie nur nach ihren Vorschriften.

Als ob ich mich über so etwas aufgeregt hätte. Und wenn ich hundert Mark für eine Wasserflasche hätte bezahlen müssen, es wäre mir völlig gleichgültig gewesen.

Nichts war mehr wichtig, nur meine beiden Kinder.

In den letzten Jahren war mein Leben von ständigen Rückschlägen geprägt worden. Da ich aber sehr optimistisch veranlagt bin, dachte ich immer, dass jeder Schicksalsschlag auch einen Sinn haben musste.

Julians Geburt hat mich sehr stark gemacht. Als man mir meinen Jungen in der Nacht nach seiner Geburt in die Arme legte, hatte ich das Gefühl, unverwundbar zu sein, denn ich hatte das höchste Glück erfahren, das einer Frau widerfahren kann: Ich hatte ein eigenes Kind.

Nie im Leben hätte ich gedacht, dass ich einmal auch die andere Seite kennen lernen würde: nämlich ein Kind zu verlieren. Hätte ich mir damals über eine weitere Schwangerschaft Gedanken gemacht, wäre ich sicher zu der festen Überzeugung gelangt, dass Julian mich über jedes Leid hinwegtrösten würde.

Doch kein Mensch kann einen anderen ersetzen. Die Liebe einer Mutter für ihr Kind ist etwas Absolutes. Und wenn ich zehn Kinder hätte, jedes wäre einmalig, und keines von ihnen könnte Regine ersetzen.

Nachdem ich zu Abend gegessen hatte, machte ich mich mit meiner Bettnachbarin bekannt, einer kinderlosen Kindergärtnerin von fünfundvierzig, deren einzige Sorge es war, dass ich mein totes Baby womöglich in Form einer Sturzgeburt neben ihrem Bett gebären könnte.

Plötzlich hatte ich wieder das Verlangen, mit Andreas zu sprechen – aber ohne dass mir jemand dabei zuhörte.

Also fuhr ich mit dem Fahrstuhl ins Erdgeschoss und suchte nach einer Telefonzelle. Mit Herzklopfen hielt ich wenig später den Hörer in der Hand, hatte aber nicht die geringste Ahnung, was ich sagen sollte, falls er sich tatsächlich meldete.

Einerseits war ich wütend auf ihn, andererseits liebte ich ihn noch immer, vor allem aber vermisste ich jemanden, der meinen Schmerz mit mir teilen konnte, der mich bei der Geburt nicht im Stich ließ und der außerdem die Berechtigung hatte, um mein Baby zu trauern. Was lag also näher, als den Vater anzurufen?

Doch er meldete sich wieder nicht.

Es sollte wohl nicht sein.

Vielleicht war es auch besser, wenn Regine und ich die Geburt alleine überstanden. Wir hatten uns bis hierher durchgeschlagen, und wir würden es auch noch weiter schaffen.

Ich fuhr wieder nach oben, und kurz darauf betrat meine Freundin Maria mit ihrem kleinen Jungen das Krankenzimmer.

Maria war erst vor kurzem umgezogen und wirkte, als sei sie noch dünner geworden. Besorgt stellte ich fest, dass sie richtig durchsichtig aussah.

Der kleine Simon war sichtlich müde. Wie er so quengelte und an ihr herumzerrte, erinnerte er mich stark an Julian, der sich ebenso verhielt, wenn er bettreif war.

Simon war richtig süß, und ich bekam so eine Sehnsucht nach Julian, dass ich mich kaum beherrschen konnte, den

Kleinen zu knuddeln, denn das hätte er mir sicher sehr übel genommen.

Maria konnte nicht lange bleiben, Simon wurde immer ungehaltener, doch ich war ihr dankbar für ihren Besuch.

Was wäre ich in diesen Tagen ohne meine Freunde gewesen?

Um neun Uhr Abends bekam ich das zweite Ovulum. Die junge Ärztin stellte überrascht fest, dass das erste keinerlei Wirkung gezeigt hatte.

»Hatten Sie denn Wehenschmerz?«

»Mal ein Ziehen, aber das konnte man nicht als Schmerz bezeichnen. Seit dem ersten Ovulum habe ich allerdings sehr starke Kopfschmerzen.«

Sie sah mich nachdenklich an. »Sehr schlimm?«

Ich zuckte mit den Schultern. Was hieß schon »schlimm«?

»Wir werden Ihnen etwas geben«, beschloss sie.

Sie sagte mir, dass eine Schwester mir eine Schlaftablette bringen würde.

Im Allgemeinen habe ich Angst vor Schlaf- und Beruhigungstabletten, sie machen depressiv und abhängig. Doch nun war es mir egal, ob sich mein seelischer Zustand durch ein Schlafmittel noch verschlimmern konnte. Ich konnte mir nicht vorstellen, die nächsten Jahre frei von Albträumen und ohne dauerndes schreckhaftes Erwachen verbringen zu können.

Noch Wochen nach dem Tod meiner Tochter empfand ich das morgendliche Aufwachen als den schlimmsten Augenblick des ganzen Tages. Natürlich wachte ich nachts auf und dachte an sie, las ein Buch über den Tod, darüber, wie andere Menschen mit dem Tod ihres Kindes fertig geworden waren, und fand mich in ihnen wieder.

Es gab mir ein Gefühl von Geborgenheit, und ich schlief relativ getröstet wieder ein, um am Morgen schließlich mit schwerem Kopf, verklebten und verschwollenen Augen auf einem nass geweinten Kopfkissen aufzuwachen.

Ich saß auf meinem Bett am Fensterplatz, starrte hinaus und hing allen möglichen Gedanken nach.

Woran war Regine gestorben? War es ein Hämatom gewesen – wie der Chefarzt vermutet hatte? Aber auch der ganze psychische Stress war hinzugekommen. Bis zur dreizehnten Schwangerschaftswoche hatte ich kaum einen ruhigen Tag verbracht.

Die Gynäkologen behaupten zwar immer, dass Stress dem Baby nichts ausmache, aber mein Gefühl sagte mir, dass dieser unmenschliche Druck die Todesursache gewesen sein musste. Die Menschen, die sich über das Heranwachsen meiner Regine am meisten hätten freuen müssen, ließen nichts unversucht, um mich von einer Abtreibung zu überzeugen.

In meinen Augen hatte sich vor allem Andreas unfair verhalten, als er von meiner Schwangerschaft erfuhr. Er hatte mich mit allen möglichen Unterstellungen gequält, die so niederträchtig waren, dass ich sie eigentlich nicht erwähnen möchte.

Meinem Gynäkologen hatte er erzählt, er sei HIV-positiv und habe sich bei mir angesteckt, was völlig an den Haaren herbeigezogen war. Ich bin meinem Arzt dankbar, dass er mich aus dieser Situation so weit wie möglich heraushielt. Er rief mich erst an, nachdem er herausgefunden hatte, dass alles gelogen war, aber immer noch früh genug, bevor Andreas oder sonst jemand mich mit der Geschichte überfallen konnte. So regte ich mich nicht einmal mehr darüber auf. Es war einfach nur kindisch, sonst nichts.

Dennoch hatte ich so sehr unter dieser Situation gelitten,

dass mein Körper vermutlich irgendwann streikte. Vielleicht nur ein paar Tage, aber die hatten genügt, damit Regine nicht mehr ausreichend mit Nahrung versorgt und schließlich immer schwächer wurde.

KAPITEL 7

Mit großen braunen Dackelaugen sah der Chefarzt mitfühlend auf mich herab. »Sie haben keine Wehen bekommen, dafür aber starke Kopfschmerzen?«

Ich nickte.

»Hm, dann wollen wir hoffen, dass das Ovulum dieses Mal besser wirkt und nicht nur Nebenwirkungen verursacht. Sie bekommen gleich noch eine Spritze.«

Wieder nickte ich nur. Es interessierte mich nicht einmal, was man mir spritzen wollte und wogegen oder wofür. Mir war egal, womit man mich voll pumpte: Das Baby war tot, ihm konnte man nichts mehr antun. Ich brauchte keine Rücksicht mehr zu nehmen.

Nachdem der Chefarzt gegangen war, legte ich mich endlich ins Bett. Meine Zimmergenossin versuchte, mich durch Fragen und Erzählungen aus der Reserve zu locken. Irgendwie war ich dankbar für diese Ablenkung und plauderte ganz locker mit ihr über Politik, Alkoholismus, Beruf und die Anschaffung eines Kleinwagens.

Eine Schwester kam und gab mir die angekündigte Spritze. Danach wurde mir schwindelig und übel, später wurde ich müde, bekam aber trotzdem Herzrasen.

Meine Bettnachbarin war bereits längst eingeschlafen, als ich mich immer noch in den Laken wälzte und mit den Nebenwirkungen dieser Spritze kämpfte. Wozu sie gut gewesen sein sollte, war mir immer noch nicht klar.

Irgendwann kam eine Nachtschwester: »Wie geht es Ihnen?«

»Mir ist schwindelig, und ich habe Herzklopfen. Die Spritze habe ich nicht vertragen.«

»Moment, ich hole Ihnen was.« Sie verschwand und erschien gleich darauf mit einer Kapsel.

»Nehmen Sie die, dann können Sie schlafen!«

Ich griff gierig nach dem Medikament. Ich bin Schlafmittel nicht gewohnt, und da mir sowieso schon so speiübel war, hoffte ich inständig, dass ich nun sterben würde.

Ich dachte nicht mal mehr an Julian, mein einziger Gedanke war nur noch: »Mein Baby ist tot – ich will auch nicht mehr leben!«

Wenige Stunden später erwachte ich. Mein Kopfkissen war nass. Ich hatte im Schlaf geweint. Es sollte die erste von unzähligen tränenerfüllten Nächten sein, in denen ich im Schlaf weinte, um irgendwann aus einem Albtraum hochzuschrecken.

Mein Kopf fühlte sich schwer an, meine Zunge klebte am Gaumen, und meine Haut brannte von den salzigen Tränen.

Ich stand auf, zog meinen neuen blauen Bademantel an, den ich mir für die Geburt gekauft hatte und den ich nie wieder tragen würde.

In Hausschuhen tappte ich den Flur entlang und hoffte, mich irgendwo in eine stille Ecke verkriechen zu können. Ich fand eine Nische, in der ein Tisch und ein paar Stühle standen, kreuzte die Arme auf dem Tisch, legte meinen Kopf darauf und weinte.

Ich weiß nicht, wie lange ich dort saß, doch auf einmal überkam mich eine ohnmächtige Verzweiflung, und ich fing laut zu schluchzen an. Ich versuchte mich zu beherrschen, aber irgendwie musste ich die Verzweiflung über mein Schicksal hinausschreien. Nie im Leben, niemals, nicht in hundert Jahren würde ich akzeptieren, dass mein Baby tot war!

»Frau Rosenfeld, so beruhigen Sie sich doch!« Ich kannte die Stimme nicht, sicher war es irgendeine Nachtschwester.

»Soll ich Ihnen einen heißen Tee machen?«

Ich war unfähig, auch nur einen einzigen Laut von mir zu geben.

Die Frau legte ihren Arm fest um meine Schultern, zog mich hoch und führte mich über den Flur. »Kommen Sie, wir gehen auf den Balkon!«

Ich sah nichts, ich spürte nur die kalte Nachtluft auf meiner brennenden Haut. Die Schwester war groß und kräftig, sie hielt mich fest und sicher in ihren starken Armen.

»Ich weiß, das ist mit das Schlimmste, was einer Frau widerfahren kann, da kann Ihnen keiner helfen. Ich werde also gar nicht erst versuchen, Sie zu trösten, denn dafür gibt es keinen Trost.«

Seltsamerweise waren jedoch gerade diese Worte eine Art von Trost für mich. Diese Frau verstand mich, ließ mir meine Gefühle. Ich war nicht mehr so allein. Ich sah sie an. Erkennen konnte ich nicht viel, aber ich hatte das Gefühl, dass es die Nachtschwester mit der Schlaftablette war.

»Haben Sie Kinder?«, fragte ich sie.

»Drei«, sagte sie. »Ich hatte Glück. Sonst nichts, es war reines Glück, dass ich meine drei zur Welt bringen konnte und dass sie gesund sind.«

Diese einfachen Worte überraschten mich, weil ich sie als so wahr empfand. Sie teilten Leben und Tod in Glück und Unglück ein. Ich hatte eben Pech gehabt, über mich war ein großes Unglück hereingebrochen, aber vielleicht war mir vom Schicksal ja nicht mehr Glück als die Geburt meines Jungen bestimmt? Ich musste damit auskommen.

In den letzten zwei Jahren hatte ich sehr oft ein unglaublich starkes Glücksgefühl empfunden, wenn ich meinen kleinen Julian so beobachtete und er mal wieder zum Fressen süß aussah, dass mich jedes Mal eine Woge der Dankbarkeit überkam. Würde dieses Gefühl je wiederkehren? Oder würde ich jedes Mal tiefe Trauer empfinden, weil der Anblick meines Jungen mich unweigerlich an meine tote Tochter erinnern würde?

Als der Morgen des 26. April 1996 dämmerte, hatte ich mich ein wenig beruhigt und war wieder ins Bett gekrochen. Erschöpft vom Weinen und von den Medikamenten döste ich vor mich hin, bis die Schwestern kamen, um die Betten zu machen. Das obligatorische Fieberthermometer wurde mir unter die Zunge geschoben, der Blutdruck gemessen und kommentiert, der Puls gefühlt.

»Wie haben Sie geschlafen?«, fragte mich die Lernschwester teilnahmsvoll.

»Es geht«, murmelte ich. Als ob das wichtig war. Meine Tochter schwamm leblos in ihrer Fruchtblase, und in Gedanken sah ich deutlich die Ultraschallaufnahme dieses Spezialisten vor mir. Der Querschnitt durch Regines Körper, das kleine Herz; selbst ich als Laie hatte erkennen können, dass es völlig gesund und normal aussah. Es schien völlig in Ordnung zu sein, nur schlug es eben nicht.

Ich fühlte mein eigenes Herz, wie es wild und schmerzhaft schlug. Mir wurde heiß, ich stieg aus dem Bett und rannte zum Waschbecken. Ich ließ das kalte Wasser laufen und wusch mir das Gesicht so lange, bis sich mein Puls beruhigt hatte. Wie konnte es möglich sein, dass mein Herz so spürbar und unerbittlich weiterschlug, während ihres stehen geblieben war!

Die junge Ärztin betrat das Krankenzimmer, um mich

zur dritten Scheidentablette abzuholen. Bestürzt sah sie mein verheultes Gesicht.

»Sie hatten wohl eine schlimme Nacht?«

Ich nickte schwach.

»Würden Sie noch mal mitkommen? Wir wollen sehen, was wir mit den letzten beiden Scheidentabletten erreicht haben.«

Nichts, dachte ich. Absolut nichts. Ich würde meine Tochter heute zur Welt bringen müssen. Ich war fest davon überzeugt, und ich hatte keine Angst mehr davor.

Die Ärztin schien diesmal mit aller Gewalt den Muttermund öffnen zu wollen. Es tat sehr weh, als sie mit allen möglichen Gerätschaften hantierte. Ich biss mir auf die Unterlippe, um nicht zu schreien. Es dauerte ein paar Minuten, dann war der höllische Schmerz vorbei. Sie gab auf.

»Es tut mir Leid, ich konnte die Tablette wieder nur vor den Muttermund legen. Sie haben angefangen zu bluten, das geht sehr schnell, aber ich kann jetzt nichts mehr sehen. Außerdem ist der Muttermund noch nicht weich genug. Es wäre schon gut, wenn Sie jetzt Wehen bekämen ... Sonst ...« Sie verstummte.

Ich nickte. »Ich weiß, ich werde sie zur Welt bringen. Das ist mir schon lange klar.«

Sie sah mich traurig an. »Ja, das ist möglich. Aber vielleicht tut sich noch etwas. Vielleicht bekommen Sie jetzt Wehen«, sagte sie ohne Hoffnung.

Sie war wirklich sehr lieb.

»Nein. Ich bekomme keine Wehen«, sagte ich ohne jede Verzweiflung in der Stimme. Ich hätte in diesem Augenblick nicht erklären können, warum die Aussicht auf eine Totgeburt ihren Schrecken für mich verloren hatte. Es war einfach so. Ich wusste und akzeptierte es.

Ich wollte nur nicht mehr unnötig lange warten müssen,

denn den Gedanken, dass ich ein totes Kind in mir trug, konnte ich nicht mehr ertragen. Mein Kind, das laut Aussage des Chefarztes schon seit drei Wochen tot war.

Ja, ich wollte das tote Kind loswerden. Keine Stunde länger als notwendig wollte ich es mehr tragen müssen. Dadurch, dass sie immer noch in mir war, wurden der Schmerz und die Trauer um ihren Tod nur noch größer und unerträglicher. Ich war eine gesunde Frau mit einem toten Kind im Bauch. Eine grauenvolle Vorstellung, die mich immer wieder, auch heute noch, in Panik versetzt.

Ich ging wieder auf mein Zimmer. Meine Bettnachbarin saß gerade beim Frühstück.

»Kriegen Sie nichts?«, fragte sie kauend.

»Ich denke nicht.«

»Werden Sie operiert?«

»Man wird mich wohl an den Wehentropf hängen.«

»Und dann?«

Auch heute noch höre ich immer wieder von Müttern, die glauben, dass eine Totgeburt ganz anders verliefe als eine Lebendgeburt. Ich selber hatte keine Vorstellung davon und mir auch nie Gedanken darüber gemacht, wie tote Babys aus dem Mutterleib kommen. Warum auch? Aids und Krebs trifft andere, aber nicht mich. Nach dem Motto hatte ich gelebt. Und mit einer Totgeburt konfrontiert zu werden, hätte ich mir noch viel weniger vorstellen können.

Ich erzählte ihr von meiner ersten Entbindung und dass es jetzt grundsätzlich nicht anders verlaufen würde. Wenn ich Glück hatte, würde es schneller gehen. Irgendwie war ihre Neugier sogar wohltuend.

Dann ging ich zum Fahrstuhl, fuhr ins Erdgeschoss und rief Julians Tagesmutter an.

»Hallo, wie geht's dir?«, rief sie erfreut.

»Na ja, es läuft nicht so, wie die Ärzte sich das vorgestellt haben. Ich werde mein Baby ganz normal zur Welt bringen müssen. Ich nehme an, es wird morgen Mittag werden, vielleicht sogar erst Sonntag, bis ich nach Hause darf. Was macht Julian? Hat er geschlafen? Hat er geweint?«

»Er schläft noch. Er hat die Nacht bei uns im Schlafzimmer verbracht und keinen Mucks von sich gegeben. Er ist wirklich ganz lieb. Man bemerkt ihn kaum!«

Unvorstellbar! Wenn ich mit Julian zu Hause allein war, beanspruchte er mich wie zehn Kinder zusammen und machte auch Lärm und Unordnung für zehn. Er redete und kicherte im Schlaf, wurde mitunter wach und verlangte laut und vernehmlich nach »Basser trinken!«. Oft meckerte er, wenn ich ihn störte, weil ich nicht schlafen konnte und das Licht anmachte.

Doch ich wusste, warum Julian »kaum spürbar« war. Er litt, er hatte Angst, dass ich nicht mehr wiederkommen könnte. Er vermisste mich und trauerte. Mein armer kleiner Spatz! Was tat ich ihm da nur an!

»Fragt er nach mir?«, erkundigte ich mich.

»Ja, er schaut mich dann an und sagt ›Mama?‹«, antwortete sie.

»Sag ihm bitte, dass Mami bald wiederkommt, das versteht er.«

»Das weiß er. Er weiß bestimmt, dass du wiederkommst«, beruhigte sie mich.

»Er fehlt mir so. Wenn ich hier den ganzen Nachmittag am Wehentropf hänge, kannst du ihn mir dann nicht einmal vorbeibringen?«, jammerte ich unter Tränen.

»Ob das so gut ist? Vielleicht bekommt er einen Schrecken, wenn er dich so im Bett liegen sieht«, gab sie zu bedenken und hatte natürlich völlig Recht.

»Ich komme dann an die Eingangstür. Ich möchte ihn nur

einmal in den Arm nehmen. Er soll wissen, dass ich noch lebe!«

»Das weiß er doch! Aber du kannst mich heute Nachmittag nochmal anrufen. Wenn es geht, komme ich mit ihm vorbei.«

Wieder einmal hatte ich den Bezug zur Realität verloren. Obwohl seit Julians Geburt erst zwei Jahre vergangen waren und ich damals zwölf Stunden in den Wehen gelegen hatte, bis man mich mit einem Kaiserschnitt davon erlöste, hatte ich vollkommen vergessen, wie unerbittlich der Schmerz sein kann. Und da wollte ich mit einem Wehentropf zum Eingang spazieren!

Ich fuhr wieder nach oben, legte mich auf mein Bett und starrte aus dem Fenster. Es klopfte. Ein großer, grauhaariger Mann in weißem Kittel erschien. Er stellte sich als Oberarzt vor.

»Haben Sie immer noch keine Wehen?«

»Nein.«

»Wir warten noch ein paar Stunden, so bis zwölf Uhr, dann müssen wir uns etwas überlegen ...« Er sprach mit hartem Akzent. Vielleicht kam er ja aus Bosnien oder Kroatien? Dann hatte er vermutlich Schlimmeres erlebt als eine Totgeburt und fand meine Verzweiflung wahrscheinlich lächerlich?

»Sie können mich auch gleich an den Wehentropf hängen. Ich weiß, dass es nicht anders gehen wird«, schlug ich vor.

»Das geht leider erst heute Mittag. Sie haben gerade erst eine Scheidentablette eingelegt bekommen. Wir müssen also warten, sonst könnte die Gebärmutter platzen«, erklärte er geduldig.

Ob ich daran sterben könnte? Bestimmt nicht so schnell, dass die Ärzte nicht mehr handeln konnten. Sie würden mich sofort operieren und die Gebärmutter herausholen.

Nie dachte ich in diesen Stunden an eine dritte Schwangerschaft. Im Gegenteil: Als irgendein Arzt mir sagte, dass ich noch Kinder bekommen könnte, war ich ziemlich wütend geworden. Als ob man den Tod eines Kindes durch ein neues Kind vergessen könnte. Ich hatte geheult und ihn angeschrien, dass ich nie wieder ein Kind haben wolle und dass ich nicht mal einen Mann hätte!

Ich lag auf meinem Bett und dachte an Julians Geburt. Die Erinnerung daran war fast restlos verblasst. Die endlosen Stunden, die immer häufiger auftretenden Wehen, die Sorge, ob mit dem Kind auch alles in Ordnung war, die Frustration, als der Muttermund sich nicht öffnete ... Alles war schon so lange her.

Sicher würde ich dieses Mal keine zwölf Stunden in den Wehen liegen. Ein so kleines Wesen brauchte nur einen drei bis vier Zentimeter weit geöffneten Muttermund. Das beruhigte mich. Ich wollte mich nicht tagelangen Qualen aussetzen, um hinterher mit ansehen zu müssen, wie mein totes Kind weggetragen wurde.

Als der Oberarzt fort war, klingelte kurz darauf das Telefon. Meine um gut zehn Jahre jüngere Freundin Gabi war dran. Wieder brach alles aus mir heraus.

»Ich will nicht mehr, ich will das nicht aushalten müssen. Warum kann ich nicht auch tot sein!«

»Rike, denk an Julian, der braucht dich.« Wie alle anderen hielt auch sie Julian für das Zauberwort, die magische Formel, die mir helfen sollte, alles zu ertragen.

Natürlich dachte ich an Julian. Doch im Moment sah ich Julians Existenz nicht als Trost, sondern als eine Belastung, die mich zwang, weiterzuleben. Es mag zwar schrecklich klingen, doch in diesen Stunden empfand ich so, und auch heute noch kann ich mir nicht vorstellen, jemals wieder rundherum fröhlich und glücklich zu sein.

Wieder ging die Tür auf, und meine Schwester kam mit einem Strauß Osterglocken und zwei dicken Büchern herein. Sie konnte nicht lange bleiben, aber ich fand es schön, dass sie überhaupt gekommen war.

Auch wenn sie nicht unbedingt meine engste Vertraute ist – dafür sehen wir uns zu selten – und ich mit ihr nicht über meine unglaubliche Angst und Verzweiflung, meine Todessehnsucht und mein Verantwortungsgefühl Julian gegenüber sprechen konnte, so tat es gut, sie um mich zu haben. Sie nahm mir das Reden ab. Sie erzählte von unserem Vater, nicht gerade ein glückliches Thema, aber es lenkte mich ab.

Ich hörte mir an, was meine Schwester über unseren Vater sagte, doch es berührte mich nicht, ich empfand nichts dabei.

Nachdem meine Schwester sich verabschiedet hatte, kroch die Zeit dahin. Natürlich setzten keine Wehen ein, nur noch stärkere Kopfschmerzen, die mich immer mehr lähmten. Ich fühlte mich schwach und elend. Endlich, gegen halb zwölf, holte mich der Chefarzt ab.

»Kommen Sie bitte noch einmal mit«, forderte er mich auf.

Vor lauter Kopfschmerzen konnte ich kaum aus den Augen schauen und wankte hinter ihm her in das Untersuchungszimmer. Dort stellte er dann endgültig fest, dass sich der Muttermund nicht geöffnet hatte, an eine Ausschabung also nicht zu denken war.

Wieder saß ich ihm gegenüber, und er sah mich ruhig an.

»Jetzt müssen wir leider doch anders vorgehen.«

»Ich weiß, das weiß ich schon lange. Sie werden mir einen Wehentropf anlegen. Auch ich will es jetzt hinter mich bringen«, und schon liefen mir wieder die Tränen herunter.

»Wir müssen Sie in den Kreißsaal bringen, das können

wir nicht hier oben durchführen. Aber es wird sicher nicht lange dauern, ich schätze, keine zwei Stunden.«

Er sprach so vorsichtig und bedacht, als würde er jeden Augenblick einen hysterischen Ausbruch erwarten. Doch ich nickte nur. Mir war so schlecht und schwindelig, dass ich gar nicht in der Lage gewesen wäre, mich aufzuregen.

Außerdem war ich ganz ruhig. Schon vor Stunden hatte ich mich mit dem Unausweichlichen abgefunden. Dennoch weinte ich die ganze Zeit lautlos vor mich hin. Ich hatte keine Kontrolle über meine Tränen, sie liefen einfach unaufhörlich und tropften auf meine ineinander gekrampften Hände und meinen Bademantel. Der Chefarzt stand auf und legte mir beruhigend die Hand auf die Schulter.

»Sie haben sicher seit Ewigkeiten nichts mehr gegessen. Möchten Sie eine Kleinigkeit, eine Suppe vielleicht oder etwas zu trinken?«

Ich bat um etwas Kaltes zu trinken und um einen Joghurt. Ich tat das aus purer Vernunft, denn ich rechnete damit, dass die Geburt mich die letzte Kraft kosten würde.

Als ich zurückkam, blätterte meine Bettnachbarin in einer Illustrierten. Gespannt setzte sie sich auf.

»Und, was geschieht nun mit Ihnen?« Man sah, dass die Frau sich Sorgen machte, obwohl sie sehr sachlich blieb. Und genau das tat mir gut.

»Ich esse ein wenig und werde dann in den Kreißsaal gebracht. Dort hängt man mich an den Wehentropf.«

Sie sah mich an und ersparte mir Sätze wie »Sie machen das schon«. Das hätte mich nur wütend gemacht.

Eine Schwester brachte mir mein feudales Mahl, und bald kam auch schon die blonde Ärztin herein, um mich mitsamt dem Bett in den Kreißsaal zu schieben. Ich sprang von der Matratze. Schließlich war ich keine Schwerkranke, die durch die Flure geschoben werden musste.

Wir standen bereits im Fahrstuhl, als mir einfiel, dass ich kein Foto von Julian dabeihatte.

»Moment!«, rief ich und rannte los.

Im Zimmer riss ich meine Handtasche an mich, in der sich die Bilder und ein Auto von Julian befanden. Wenn ich schon so grässlich allein war, dann wollte ich wenigstens etwas von meinem Sohn bei mir haben. Sein Kinderlachen sollte mir die Kraft geben, die mir Regines Vater versagte.

Der Kreißsaal war hell und freundlich. Eine Babywaage, ein Tisch mit Wickelauflage, Heizsonne und dicke weiche Tücher. Sogar Babyspielzeug lag herum.

In einer Ecke entdeckte ich ein Säuglingsbettchen auf Rädern. Ich schloss die Augen. Es tat so weh. Mein Kind würde das alles nicht erleben. Mein Kind war schon lange tot. Ich würde es niemals im Arm halten und stillen dürfen, ich würde nie den warmen Babygeruch einatmen, nie diese tiefe Dankbarkeit empfinden, die jede Mutter beim Anblick ihres gesunden Babys empfindet.

Alles, was mir blieb, war die Erinnerung an neunzehn schwere, aber auch glückliche Schwangerschaftswochen und meine unzähligen Pläne für meine Tochter.

Eine junge Ärztin, die ich bislang noch nicht kennen gelernt hatte, erschien.

»Hallo, Frau Rosenfeld, ich bin Dr. Thiel«, begrüßte sie mich strahlend.

Ich nickte unter Tränen.

»Ich werde Sie nun an den Wehentropf anschließen. Unsere Hebamme kommt gleich zu Ihnen. Sie wird ständig in der Nähe bleiben. Sobald Sie Schmerzen kriegen, wird man Ihnen gleich etwas geben. Sie müssen das hier nicht aushalten. Wir werden Ihnen helfen.«

Ich starrte sie entgeistert an. Natürlich musste ich es aushalten, jede Sekunde der Geburt würde ich aushalten müssen. Sicher meinte sie es gut, und vielleicht würde es irgendwie helfen, wenn man mir Medikamente spritzte und dabei noch meine Hand hielt. Aber aushalten und verarbeiten, damit leben, ohne den Verstand zu verlieren, das musste ich schon alleine.

Die Ärztin suchte nach einer brauchbaren Vene in meinem linken Arm. Dann legte sie ohne Schwierigkeiten die Nadel und schloss den Tropf an, der mir nun in den nächsten Stunden mein totes Kind aus dem Bauch treiben sollte.

Es war der 26. April 1996, genau 12 Uhr.

»Wir stellen erst einmal auf achtzehn und warten ab, wie Sie das vertragen. Wenn die Wehen zu schnell kommen und zu stark werden, melden Sie sich bitte sofort«, erklärte sie.

›Achtzehn‹ war wohl die Geschwindigkeit, mit der die Tropfen in meine Vene liefen.

Die Hebamme, eine bildhübsche, schwarzhaarige Frau Mitte dreißig, setzte sich zu mir. Auch Dr. Thiel blieb im Kreißsaal. Wir unterhielten uns wie alte Bekannte. Ich hielt bereits die ganze Zeit über ein Foto von Julian in der Hand. Die Ärztin sah es und nahm es an sich.

»Ist der aber süß! Sieht richtig pfiffig aus, wie alt ist er?«

Jeder hielt es für das Gescheiteste, mich auf Julian anzusprechen. Doch ich hatte kein Interesse, von Julian zu erzählen. Ich wollte über mein totes Kind sprechen, es half mir nicht, über meinen Sohn zu sprechen. Diese letzten Stunden, die ich noch mit meinem Baby hatte, wollte ich nur von ihm reden, sofern ich überhaupt reden musste.

Die erste Stunde ging vorüber, ohne dass starke Wehen einsetzten.

Die Hebamme musste sich verabschieden. Sie hatte mir inzwischen von sich erzählt. Dass sie mal eine Fehlgeburt erlitten hatte, dass sie sehr lange gebraucht hatte, um damit fertig zu werden. Bei ihr war es in der Frühschwangerschaft passiert, doch auch sie hatte natürlich sehr darunter gelitten.

Ihr Geständnis half mir ein wenig. Sie hatte zum Schluss ein paar Tränen in den Augen, und ich fühlte mich so verstanden, dass ich mich ein wenig entspannen konnte. Dann wurde sie abgelöst. Sie drückte mir fest die Hand.

»Alles Gute, viel Kraft!« Sie sah mich lange an.

Auch ihre Ablösung war mir sofort sympathisch. Doch sie musste mich noch eine Weile allein lassen, so hatte ich wieder Zeit zum Nachdenken.

Man hatte den Tropf schneller eingestellt, die Wehen kamen nun alle paar Minuten und wurden immer heftiger. Ich versuchte, sie zu ignorieren, lag da und ließ meine Gedanken treiben.

Ich musste Schmerzen erleiden, ohne am Ende durch ein warmes, lebendiges Baby, das mich mit Mutterstolz erfüllte, dafür entschädigt zu werden ... Wie damals, vor so vielen Jahren, als ich mich für eine Abtreibung entschieden hatte ...

KAPITEL 8

Ich war zweiundzwanzig Jahre alt und hatte gerade mein Architekturstudium in Dortmund begonnen. Mein Vater weigerte sich, mir Unterhalt zu zahlen, wozu er gesetzlich verpflichtet gewesen wäre. Er hatte sich zwar sehr über mein gutes Abitur gefreut und mir zur Belohnung einen VW-Käfer gekauft, trotzdem versuchte er, mich zu einem Medizinstudium zu überreden. Medizin interessierte mich zwar, aber zu einem Studium fühlte ich mich keineswegs berufen.

Ich hatte mich für Architektur entschieden und bereits ein einjähriges Praktikum sowie eine dreimonatige praktische Ausbildung absolviert. Doch die Tatsache, dass ich nicht Ärztin werden wollte, verkraftete mein Vater nicht und ließ sich sogar meinen Käfer mitsamt Papieren zurückbringen.

Damals liebte ich meinen Vater sehr, und seine ablehnende Haltung mir gegenüber schmerzte mich sehr. Es kam zu einem erbitterten Kampf vor dem Familiengericht, der vier Jahre dauerte.

Anfangs litt ich sehr darunter, meinen Vater verklagen zu müssen und dafür so böse und unsachliche Briefe von ihm zu bekommen.

Ich quälte mich durch die ersten beiden Semester, war oft krank und nicht besonders glücklich im Ruhrgebiet.

Bis ich Tom, einen sechzehn Jahre älteren Sänger kennen lernte, der gerade einen weltweiten Superhit gelandet hatte. Wir trafen uns in einer Discothek. Meine Freunde hatten mich dorthin mitgeschleppt. Seit Monaten lebte ich zurückgezogen und hatte auch auf diesen Konzertbesuch nicht die geringste Lust.

Als Tom auftrat, fand ich ihn nicht besonders überzeugend. Ich stand nah an der Bühne, und mir fiel auf, dass er mich ständig ansah und immer nervöser wurde.

Nach seinem Auftritt holte er mich an seinen Tisch und bat mich tatsächlich um ein Wiedersehen. Er schrieb mir unzählige Telefonnummern von seinen diversen Managern und anderen Mitarbeitern auf, die sich mit mir vor seinem nächsten Auftritt in Verbindung setzen würden. Ich war so überrumpelt, dass ich gar nichts erwiderte.

»Du hast die schönsten und unverschämtesten Augen, in die ich je geschaut habe!« Dann küsste er mich sehr lange und verschwand.

Wir sahen uns wieder, und ich wurde trotz Pille schwanger. Ich war völlig verzweifelt, ein junges, unreifes Mädchen.

Ich hatte gerade erst mein Studium angefangen und kannte kaum jemanden in dieser fremden Stadt. Ich fühlte mich so unerfahren, so wenig in der Lage, Mutter zu werden. Meine Unreife sowie die Angst vor meinem Vater und meiner Mutter trieben mich zu dem verzweifelten Schritt, dieses Baby abzutreiben.

Damals war eine Abtreibung noch illegal. Zunächst versuchte ich zwar, einen Arzt dazu zu überreden, doch der wies mich höchst verärgert aus der Praxis.

In meiner Verzweiflung fuhr ich abends nach Dortmund und drückte mich am Bahnhof herum. Wenig später hatte ich die Fixerszene ausfindig gemacht.

Ein junges dürres Mädchen, höchstens siebzehn Jahre alt, lief durch die Bahnhofshalle und bettelte. »Haste mal ’ne Mark?«

Zögernd ging ich auf sie zu. Man sah ihr an, dass sie auf Entzug war. Sie zitterte am ganzen Leib und schien Schmerzen zu haben, denn sie krümmte sich und hielt sich den Bauch.

»Wat willste?«, fragte sie misstrauisch. Ihr langes blondes Haar war verfilzt und verklebt. Sie hatte es sicher monatelang nicht gewaschen. Ihre Haut war übersät von Pickeln und Pusteln.

Sie tat mir unendlich Leid, und ich fühlte mich sehr schäbig, weil ich ihre Notlage nun ausnutzen wollte. »Wenn du mir jemanden sagst, der eine Abtreibung vornehmen kann, gebe ich dir zwanzig Mark«, sagte ich.

Mit fiebrig-glänzenden Augen streckte sie gierig ihre dürren, schmutzigen Hände nach dem Geldschein aus, den ich ihr hinhielt.

»Erst die Adresse!«

Sie kam ganz nah und flüsterte mir einen Namen und eine Adresse ins Ohr. »Wenn der Alte fragt, sagste einfach, du hast die Info von Nina!« Dann riss sie mir das Geld aus der Hand und verschwand.

Ich fuhr sofort zu dieser Adresse. Es handelte sich um die ärmste Dortmunder Siedlung.

Der Arzt, der sicher schon lange keiner mehr war, lebte in einem winzigen, heruntergekommenen Häuschen. Es gab nicht mal eine Klingel, nur einen Türklopfer, den ich schüchtern betätigte.

Bald darauf hörte ich, wie jemand schleppenden Schrittes über den Flur schlurfte.

Die Tür wurde geöffnet, und eine Alkoholfahne wehte mir entgegen. Ein sehr großer, dicker unrasierter und schmuddeliger alter Mann im abgewetzten braunen Bademantel schaute mich aus winzigen geröteten Augen an.

»Ja?«, fragte er.

»Ich brauche Hilfe, ich zahle Ihnen zweihundert Mark«, erklärte ich.

Er überlegte eine Weile und musterte mich forschend.

»Woher kommste?«

»Ich habe Ihren Namen von Nina, vom Bahnhof!«

Er sah sich suchend draußen um, bevor er mich in den dunklen, nach Sauerkraut stinkenden Flur schob.

»Da!« Er wies auf eine durchgelegene alte Couch.

»Ick untersuche dir jetzt, dann kriegste 'n kurzen Rausch und bist sofort hier verschwunden, wennste wieder wach bist!«, befahl er mit starkem Berliner Akzent.

»Wie? Jetzt sofort?«

»Brauchste 'ne schriftliche Einladung? Oder musste das Geld erst beschaffen?«

»Nein, das habe ich hier.«

»Dann zieh die Hose aus und leg dir da hin.«

Ich schämte mich so entsetzlich vor dieser schmutzigen Gestalt und für das, was ich tat, dass ich leise zu weinen anfing.

Seltsamerweise rührte das den Alten. Er legte mir die Hand auf die Schulter.

»Is schwer für dich, wa, Kleene? Ick werd dir nich weh tun, du hast es bald vergessen, und ick war mal een richtig juter Arzt. Mir ham se die Praxis dicht jemacht, weil ick Mädchen wie dir jeholfen habe ...«

Ich legte das Geld auf den Tisch, und er beäugte die Scheine von allen Seiten. Dann zog ich mich aus und ging zu der Couch, auf die er vorher tatsächlich ein halbwegs sauberes Laken gelegt hatte. Eine Spritze lag bereit, gynäkologische Geräte sah ich nicht.

Er legte mir die Staubinde um den rechten Arm und stach mir die Spritze mit dem Narkosemittel mit erstaunlich ruhiger Hand gekonnt in die Vene. Bald darauf wurde es dunkel um mich.

Ich wachte auf und fühlte einen entsetzlichen Schmerz im Unterleib. Der Alte saß vor mir und trank Rotwein aus der Flasche.

»Na, Kleene, da biste ja wieder! Dann setz dir mal hin und sieh zu, ob de laufen kannst. Je eher du hier verschwunden bist, umso besser für uns beede.«

Ich stand schwankend auf und griff nach meinem Slip und den Jeans.

»Weeßte, dass du eene Schönheit bist, Kleene? Lass nur die guten Kerle an dich ran, nich solche, die dir ein Kind machen und dann abhauen ...«

Wenn der wüsste ...

Ich floh aus dem stinkenden Haus und fuhr mit meinem Auto erst einmal bis zur nächsten Ecke. Dort legte ich mich auf den Rücksitz und weinte.

Ein Albtraum, nichts als ein Albtraum ...

Morgen würde ich wohlbehalten in meiner kleinen Wohnung vom Radiowecker geweckt werden, der gerade mal wieder Toms neuesten Song spielte.

Ich suchte in meinen Jeanstaschen nach einem Taschentuch. Erstaunt fischte ich ein weißes Tütchen mit drei Tabletten heraus. Auf dem Tütchen stand mit zittriger Schrift »Gegen Schmerzen«. Der Alte war bestimmt mal ein umsichtiger Arzt gewesen.

Zu Hause legte ich mich ins Bett, konnte aber nicht zur Ruhe kommen, weil ich höllische Schmerzen hatte. Schließlich nahm ich eine von den Kapseln und dämmerte eine halbe Stunde später ein wenig vor mich hin.

Auf einmal spürte ich das Blut zwischen meinen Beinen. Ich schlug die Bettdecke zurück und sah voller Entsetzen, dass mein Nachthemd und das Laken dunkelrot waren.

Ich schleppte mich ins Bad, warf das Nachthemd und den Slip in meine Dusche, schaffte es sogar, mich zu waschen und das Bett neu zu beziehen. Ich war völlig benebelt von der Kurznarkose und dieser Kapsel.

Periodische Schmerzen setzten ein und quälten mich die ganze Nacht über. Mein Unterleib krampfte sich ungefähr alle fünf Minuten zusammen. Gegen Morgen hatte ich die letzte Binde und das letzte Tampon verbraucht. Ich war so schwach, dass ich mittlerweile auf allen vieren zum Klo kroch. Mir war klar, dass ich hier allein die Austreibungsphase erlebte. Was hatte der Alte nur mit mir gemacht?

Mein Telefon klingelte. Es war ein Studienkollege, der einzige, zu dem ich ein vertrautes Verhältnis aufgebaut hatte.

»Micha...«, keuchte ich nur noch. Eine halbe Stunde später war er bei mir. Ich hatte es mit letzter Kraft geschafft, ihm die Tür zu öffnen, dann wurde ich ohnmächtig.

Die nächsten Stunden erlebte ich wie im Nebel. Michael war da, er hatte schnell begriffen, was geschehen war, und versuchte gar nicht erst, mich ins Krankenhaus zu bringen.

»Das Baby ist weg, das sind nur die Nachblutungen!«, erklärte ich zwischen zwei Ohnmachten.

Michael kochte Tee und flößte ihn mir ein, er besorgte Binden und kochte mir Kartoffelbrei. Er fütterte mich wie ein Kleinkind und weinte mit mir.

Gegen Abend des zweiten Tages war ich einigermaßen über den Berg. Michael hatte mir die zweite Kapsel gegeben, nachdem ich ein paar Löffel Kartoffelbrei gegessen hatte.

Ich erzählte ihm die gesamte Geschichte. Mein Schamgefühl, die Schuld, die ich mit dieser Abtreibung auf mich geladen hatte, meine Ängste. Alles brach aus mir heraus, und Micha hörte geduldig zu. Er unterbrach mich nicht, er saß an meinem Bett, hielt meine Hand und streichelte mitunter fürsorglich meine Wange. Ich schlief in seinen Armen ein. Er blieb die ganze Nacht bei mir.

Am nächsten Morgen hatten wir eine wichtige Vorlesung. Michael wollte dort hin und für mich mitschreiben. Er hatte meinen Radiowecker gestellt, und um halb acht wurden wir von Toms Nummer-eins-Hit geweckt. »What a good feeling ...«

Die Situation war so grotesk, dass ich nicht wusste, ob ich lachen oder weinen sollte.

Michael nahm mich in die Arme, und ich entschloss mich, mal wieder zu weinen.

»Du wirst ihn vergessen, du wirst auch das hier vergessen.«

»Er weiß es noch nicht einmal!«

Michael sah mich erstaunt an. »Warum um alles in der Welt hast du es ihm denn nicht gesagt? Er hätte doch Möglichkeiten gehabt, dir so eine lebensgefährliche Aktion zu ersparen! Warum, Rike?«

»Ich weiß nicht ... Fahr zur Uni, ich schaffe das jetzt schon allein!«

»Ich bin um zwölf Uhr wieder hier. Bleib liegen, ja? Wir sehen dann weiter!«

Ich habe die schreckliche Geschichte lange niemanden anvertrauen können. Auch mein Sänger erfuhr nichts davon. Ich war nie auf den Gedanken gekommen, mit ihm darüber zu sprechen. Ich ging einfach davon aus, dass er das Kind auf keinen Fall wollte, zumal er am Anfang einer Karriere stand. Er war damals sechsunddreißig Jahre alt und hatte bereits einen Sohn, der bei der Mutter lebte.

Nach dem Abbruch trennte ich mich sofort von ihm. Ich konnte nach diesem grauenvollen Erlebnis einfach nicht mehr mit ihm zusammen sein. Er verstand natürlich nicht, warum ich Schluss machen wollte, und versuchte, mich umzustimmen, doch ich verließ ihn einfach.

Ich fühlte mich noch einsamer als zuvor, konnte mich niemandem anvertrauen. Er fehlte mir so, und ich schämte mich für die Abtreibung. Erst viele Jahre später erzählte ich die Geschichte einem Freund, der mich verstand.

Doch während all der Jahre, in denen ich mir so sehr ein Baby gewünscht hatte, dachte ich oft an dieses abgetriebene Kind und glaubte, dass ich nun meine gerechte Strafe erhalten würde.

Gehört Regines Totgeburt auch noch zu dieser Strafe?

Kann der oder das, was uns lenkt, so grausam sein?

Es machte mir Angst, als ich in den ersten Wochen nach Regines Tod den Namen meines damaligen Sängerfreundes plötzlich in der Zeitung las, nachdem ich so viele Jahre nicht mehr an ihn gedacht hatte.

Etwa zweieinhalb Wochen nach Regines Geburt war Tom im Fernsehen. Ich war schockiert, als er stolz Frau und Sohn präsentierte. Sein Sohn war noch ein Baby, höchstens acht Monate alt; er war inzwischen immerhin schon einundfünfzig.

Vielleicht hätte er sich ja damals doch gefreut, und ich hätte nicht abzutreiben brauchen?

Ich schien wohl alles falsch gemacht zu haben.

Jahre später war ich im Kreißsaal wieder so entsetzlich allein und vermisste den Vater des Kindes, das ich nie sehen würde, schmerzlich. Doch Andreas hatte sich klar gegen sein Kind entschieden, diesmal hätte ich wirklich keine andere Wahl gehabt, als es allein durchzustehen. Nur damals hätte ich vielleicht tatsächlich eine Chance gehabt.

KAPITEL 9

Um halb zwei kam die Hebamme wieder zu mir. Sie versuchte, mich mit einer lockeren Unterhaltung abzulenken, doch allmählich wurden meine Wehen so stark, dass ich mich nicht mehr zusammennehmen konnte.

Ich sagte zwar nichts, doch die Hebamme sah an meinem schmerzverzerrten Gesicht, dass die Geburt in vollem Gange war.

»Ich hole Ihnen eine Spritze gegen die Schmerzen«, sagte sie beruhigend.

Es dauerte lange, bis sie zurückkehrte. Nach der Spritze wurde mir schlecht.

»Ich muss brechen!«, stöhnte ich.

Die Hebamme reichte mir eine Nierenschale, doch ich konnte nur würgen.

Sie maß meinen Blutdruck, fühlte meinen Puls und holte dann die Ärztin.

»Frau Rosenfeld, es wird Ihnen gleich besser gehen, atmen Sie ganz ruhig durch«, sagte sie.

Doch die entsetzliche Übelkeit in Verbindung mit dem Wehenschmerz setzte mich außer Gefecht. Ich konnte nur hilflos keuchen.

Ich weiß nicht, wie lange es dauerte, bis es mir endlich besser ging, doch irgendwann dämmerte ich eine kurze Weile vor mich hin.

Zwischendurch erschien der Oberarzt.

»Ich habe gehört, dass Sie keinen Histologiebefund wünschen?«, sagte er verwundert.

»Nein, ich möchte das nicht. Es ändert doch nichts mehr«, erklärte ich müde.

»Fast alle Frauen wollen wissen, wie es zum Tod des Kindes gekommen ist. Sie nicht?«

»Selbst wenn ich es weiß, ändert es doch nichts. Ich möchte das alles hier vergessen können«, versuchte ich umständlich zu erklären.

»Ihre Plazenta und den Mutterkuchen müssen wir aber trotzdem auf jeden Fall einschicken. Außerdem könnten Wucherungen vorliegen. Sollten Sie wieder ein Kind haben wollen, wären Sie doch bestimmt froh, wenn Sie die Ursache für den Tod dieses Babys kennen würden!«, hakte er nach.

»Was Sie mit meiner Plazenta anstellen, ist mir egal, das interessiert mich nicht. Aber ich will nicht, dass das Baby aufgeschnitten wird.« Ich schrie nun fast.

»Das Kind wird nur untersucht. Es wird nicht obduziert, so etwas müssten Sie extra anordnen. Aber wir sind verpflichtet, alles zur histologischen Prüfung einzuschicken. Danach wird das Baby verbrannt.«

Trotz der starken Wehen schnellte ich hoch.

»Verbrannt?«, rief ich entsetzt.

Er nickte.

Ich hasste die Vorstellung. Ermattet sackte ich wieder zurück.

»Sie brauchen die Histologie ja nicht zu lesen«, lenkte der Oberarzt nun ein. »Außerdem kann man nur in den seltensten Fällen eine Todesursache nachweisen. Meist bleibt sie ungeklärt.«

»Was glauben Sie denn, woran das Baby gestorben ist?«, fragte ich ängstlich.

Er zuckte mit den Schultern. »Ich weiß nicht. Genetisch

lag nichts vor. Aber Sie waren einer Menge Stress und viel psychischem Druck ausgesetzt ...«

»Ich dachte, Stress schade dem Baby nichts?«, erkundigte ich mich und fühlte mich sofort schuldig.

»Die Plazenta sieht auf dem Ultraschallbild auch einwandfrei aus. Aber etwas Genaues kann ich Ihnen wirklich nicht sagen.«

Ich wollte nichts mehr hören.

»Wenn irgendetwas mit mir ist, was ich wissen muss, weil es meine Gesundheit bedroht, dann teilen Sie es mir bitte mit. Ich muss ja weiterleben, schließlich habe ich keine andere Wahl. Ich habe einen kleinen Jungen, für den ich verantwortlich bin. Aber ich möchte nicht, dass mein Baby obduziert wird. Es soll seine Ruhe haben!«

Er nickte.

»Wenn Sie den Befund haben wollen – er wird hier bei uns archiviert. Sie können ihn jederzeit erfragen.«

Wir schienen uns nun einig zu sein. Es wurde auch Zeit, die Wehen nahmen wieder zu.

Der Oberarzt untersuchte mich, was mir höllische Schmerzen verursachte. Offensichtlich versuchte er, den Muttermund zu öffnen, um die Geburt zu beschleunigen. Ich stöhnte, bemühte mich noch immer, mich zu beherrschen, doch irgendwann ging es nicht mehr.

»Ich will das alles nicht mehr. Warum muss ich das aushalten? Wofür denn? Für ein totes Kind? Warum kann es nicht endlich vorbei sein! Ich will nach Hause, ich kann nicht mehr. Es soll endlich aufhören!«

Es war das erste Mal, dass ich in diesem Krankenhaus meine Verzweiflung herausschrie. Bislang hatte ich nur mehr oder weniger lautlos geweint und nichts gesagt. Doch jetzt war ich am Ende. Dabei war es erst halb vier. Die Geburt dauerte gerade dreieinhalb Stunden.

Die Hebamme wartete geduldig, bis ich mich beruhigt hatte. Dann riet sie mir, für ein paar Minuten aufzustehen, und öffnete das Fenster. Ich richtete mich auf, zerrte meinen Tropf hinter mir her und setzte mich ans Fenster in den Schaukelstuhl. Ich durfte auch aufs Klo gehen, allerdings musste ich die Tür auflassen.

Danach fühlte ich mich völlig erschöpft. Ich fing an, entsetzlich zu frieren. Also ging ich wieder ins Bett. Die Wehen kamen immer noch in unregelmäßigen Abständen. Plötzlich, um halb fünf, als ich gerade versuchte zu dösen und die Hebamme im Nachbarraum beschäftigt war, setzten die Wehen so stark ein, dass ich aufschrie. Die Hebamme war sofort zur Stelle.

»Oh, Gott, es geht los, ich habe höllische Schmerzen!«, schrie ich in Panik. »Bitte, ich will das Kind nicht sehen!«

»Ich werde mal nachschauen«, sagte die Hebamme ganz ruhig. Sie untersuchte mich. Es tat wieder sehr weh, denn auch sie wollte offensichtlich mit Gewalt die Geburt beschleunigen.

»Ich glaube nicht, dass es schon so weit ist. Ich komme noch nicht weit genug rein«, erklärte sie mir.

Eine neue Wehe kam. Ich verkrampfte mich. Dann spürte ich, wie etwas in meinem Bauch zerplatzte. Es tat nicht weh, es drückte nur.

»Es ist ... das Kind! Oh, nein, ich will es nicht sehen!«, schrie ich wieder und hielt mir die Hände vors Gesicht.

Die Hebamme hob die Bettdecke hoch. In diesem Moment spürte ich warme Flüssigkeit zwischen meinen Beinen. Die Fruchtblase war geplatzt. Die nächste Wehe zerriss mich beinahe. Die Ärztin war inzwischen da, fummelte am Wehentropf herum, und der Oberarzt kam auch dazu.

Ich weiß nicht, wie ich das alles noch fast eineinhalb Stunden aushalten konnte. Die Wehen kamen in immer kürzeren Abständen, sie waren so stark, dass ich mich am Bett festkrallte, um nicht wie ein Tier zu brüllen.

Doch meine Angst war noch viel größer.

Die Angst davor, dass das tote Kind aus mir herausrutschte, die Angst vor der Leere in mir, wenn sie mein Mädchen wegtrugen.

Diese Angst war so unfassbar groß, dass ich dachte, ich müsste den Verstand verlieren.

Ab fünf Uhr hatte ich den Drang zu pressen. Die Hebamme sagte auch, ich solle pressen, wenn ich noch Kraft hätte. Ich konnte gar nicht anders, ich musste pressen.

Diese Phase hatte ich bei Julians Geburt nicht erlebt. Ich hatte zwölf Stunden in den Wehen gelegen, aber zu einer Austreibungsphase war ich nie gelangt. Es war mir also neu, aber instinktiv verhielt ich mich richtig.

Ich atmete tief ein, schloss die Augen und versuchte, das tote kleine Mädchen aus mir herauszudrücken. Es dauerte eine Dreiviertelstunde, bis ich ein letztes Mal pressen musste. Ich wusste, dass dies die letzte Wehe war.

Ich hielt mir die Augen zu.

Dann spürte ich mein Baby zwischen meinen Beinen.

Die Hebamme beruhigte mich. »Es ist vorbei, sie ist da. Ich bringe sie raus.«

Ich hielt mir die Augen immer noch zu. Ich hatte solche Angst davor, mein Kind doch noch zu sehen.

Die Hebamme kehrte zurück und lächelte mich ganz friedlich an. Die Ärztin stand auch an meiner Seite.

»Wir haben den Oberarzt benachrichtigt. Er kommt gleich.«

Die Ärztin wechselte den Tropf aus. Anstatt der Wehenmittel hängte sie eine andere Flasche auf. Ich weiß nicht, was es war, aber ich vermute, irgendetwas, damit sich die Gebärmutter zusammenzog.

»Haben Sie schon etwas zum Abstillen bekommen?«, fragte die Hebamme.

»Nein, ich vertrage kein Pravidel.« Ich fühlte mich so erschöpft und leer. Ich wollte nicht reden. Doch um mich herum herrschte reges Treiben.

Der Oberarzt kam und untersuchte mich noch einmal. Er sah auf mein Krankenblatt.

»Sie vertragen kein Pravidel?«, fragte er. Nun fing auch er davon an. Warum brachte man mich nicht endlich raus hier?

Er schien zu merken, dass ich am Ende war.

»Ich rufe den Anästhesiearzt!«, sagte er und verschwand.

»Ich bringe Ihnen ein homöopathisches Mittel zum Abstillen«, sagte die Hebamme freundlich. Dann setzte sie sich neben mich, legte mir eine Hand auf den Arm und lächelte.

»Wie sieht sie aus?«, fragte ich vorsichtig. »Ist es schlimm?«

Sie schüttelte den Kopf.

»Nein, ganz sicher nicht. Sie sieht nicht schlimm aus. Sie ist noch nicht lange tot. Sie ist eben sehr klein. Ein kleiner Mensch. Ich habe Ihnen ja versprochen, dass ich nachher ein Foto mache, wenn Sie sie doch eines Tages sehen wollen ...«

Ich weinte.

»Ich müsste sie doch anschauen wollen! Warum habe ich nur solche Angst davor! Ich bin doch ihre Mutter!«

»Ja, das sind Sie«, sagte die Hebamme leise.

Der Oberarzt kam wieder herein.

»Bitte, wie sieht sie aus? Ist sie schon lange tot?«, fragte ich auch ihn.

»Moment, ich gehe mal nach nebenan!« Er verließ den Raum und war kurz darauf wieder da.

»Nein, sie ist höchstens ein paar Tage tot«, stellte auch er fest.

Ich hatte den Eindruck, dass ihn der Anblick des toten Babys sehr gerührt hatte.

»Und sie sieht nicht schlimm aus?«, vergewisserte ich mich noch einmal.

Er schüttelte den Kopf.

»Ich glaube, Sie wollen sie doch sehen«, stellte die Hebamme fest.

Auf einmal war ich mir ganz sicher, dass ich es immer bereuen würde, wenn ich diese Chance jetzt nicht wahrnahm. »Ja«, sagte ich. »Ich möchte sie sehen.«

KAPITEL 10

Die Hebamme verließ den Raum.

Als sie zurückkam, hielt sie ein Handtuch in den Händen.

Darauf lag mein Kind.

Meine Tochter Regine.

Den Anblick werde ich nie vergessen: ein winziger Mensch, mit Armen, Beinen, Händen und Füßen. Das Gesicht war schon geformt, die geschlossenen Augen standen schräg. Wie bei Andreas, dachte ich sofort. Eine winzige Stupsnase und ein süßer Mund. Die Hände und Füße hatten schon Fingernägel. Sie erschien mir ganz entspannt und friedlich. Die Hände waren über dem Bauch gefaltet. Sie hatte keinen Todeskampf erlebt.

Ihr Herz hatte einfach aufgehört zu schlagen.

Sie hatte es bis zu ihrem Tod gut gehabt in meinem Bauch, da bin ich mir sicher, und das hilft mir ein wenig, mit meinem Schmerz umzugehen.

Ich streichelte sie zärtlich, hielt sie kurz im Arm und war glücklich und traurig zugleich.

Ich war für einen ganz kurzen Moment glücklich, dass ich wenigstens mein totes Kind noch halten und anfassen durfte.

»Sie sieht so niedlich aus«, flüsterte ich und nahm dann für immer Abschied von ihr.

›Mach es gut, meine Kleine, deine Mami hat dich so lieb. Ich werde dich nie vergessen. Egal, wohin du gehst, ich werde immer bei dir sein.‹

Ich dachte diese Worte nur. Sie waren nicht für andere Menschen bestimmt. Doch ich dachte es ganz fest und sah dabei mein kleines Mädchen an.

»Sie heißt Regine«, sagte ich.

Die Hebamme nahm sie mir vorsichtig ab und trug sie hinaus.

Ich schaute ihr hinterher. Nie würde ich mein Kind wiedersehen können. Sie würde in ein Krematorium gebracht werden.

Ich bereue es heute zutiefst, dass ich sie nicht begraben ließ.

Genau ein Jahr später habe ich sie symbolisch im Grab meiner Großmutter beerdigt. Ich hatte sie nach meinen Vorstellungen als kleines Mädchen mit langen schwarzen Haaren gemalt. Und dieses Aquarell vergrub ich auf der Friedhofsstätte meiner Oma.

Bei meiner Oma war sie am besten aufgehoben.

Ich begann, furchtbar zu schluchzen. Es tat so weh. Ich weiß nicht, ob es für dieses Gefühl, diese unstillbare Sehnsucht Worte gibt.

Ich schloss die Augen und weinte unablässig. Ich wollte einfach nichts mehr hören und nichts mehr sehen.

»Ich rufe noch mal im OP an«, rief mir der Oberarzt zu.

Irgendwann kam ein älterer bärtiger Mann und stellte sich als Anästhesiearzt vor. Ich konnte kein Wort herausbringen und weinte immer noch. Er stellte mir Fragen, erklärte mir irgendetwas, doch ich konnte nur geistesabwesend nicken.

»Wir geben Ihnen jetzt eine halbe Ampulle Dormicum, dann schlafen Sie erst einmal. Ich denke, das ist jetzt das Beste«, hörte ich ihn rufen.

Jemand spritzte mir etwas in den Tropf. Dormicum, ein

Mittel, das ich im Zuge meiner Fertilitätstherapien zur Eizellenentnahme bekommen hatte. Es machte mich schläfrig.

Nach Verabreichung dieses Mittels erzählte ich immer lange Geschichten. Mein Gynäkologe hatte mal behauptet, ich hätte lange französische Gedichte rezitiert.

Ich spürte, wie jemand an meinem linken Arm herumfummelte, und öffnete die Augen: Eine Schwester, die ich bisher noch nicht gesehen hatte, maß meinen Blutdruck. Sie stöhnte leise und sah sehr angespannt aus.

Ich schloss wieder die Augen, denn ich wollte nicht zurück ins Leben, sondern noch ein wenig der grausamen Wirklichkeit fliehen.

»Sie müssen Fieber messen«, sagte die Schwester und schob mir das Fieberthermometer zwischen die Lippen.

»Ich habe Durst, dürfte ich etwas trinken?«, flüsterte ich.

»Erst in einer Stunde. Dann bringe ich Ihnen einen Tee. Haben Sie Schmerzen?«, fragte sie.

Nein, ich hatte keine Schmerzen. Mein Bauch war wieder flach und leer, ich hatte nicht mal erwähnenswerte Nachwehen. Es war alles vorbei. Ich fühlte mich so entsetzlich leer und tot, ich hatte noch nicht einmal mehr die Kraft zum Weinen.

Schon wieder maß die Schwester meinen Blutdruck. Dieses Mal hatte sie eine Kanne Tee mitgebracht. War eine Stunde schon vergangen?

Ich war viel zu müde, um mich aufzurichten und zu trinken. Ich konnte zwar nicht mehr schlafen, trotzdem fühlte ich mich grenzenlos erschöpft. Ich lag da und starrte an die Wand.

»Was war es denn?« Meine Bettnachbarin wandte sich mir teilnahmsvoll zu.

»Ein Mädchen!«

»Haben Sie sie gesehen?«

»Ja, sie war sehr klein, aber so niedlich. Ganz friedlich sah sie aus. Ich habe sie Regine genannt.«

»Regine – ein schöner Name. Er gefällt mir.«

Hätte meine Tochter überlebt, ich hätte sie auf den Namen Regine Gisela Rosenfeld taufen lassen.

Ich hatte mir sogar schon vorgestellt, dass Julian sie liebevoll »Gine« genannt hätte. Jetzt würde er seine Schwester nie kennen lernen. Er hätte sie geliebt und beschützt. Wahrscheinlich hätte er auch auf sie geschimpft, wäre eifersüchtig gewesen, doch ein Geschwisterchen wäre wichtig für ihn gewesen. Außer mir gab es doch niemanden in der Verwandtschaft. Sein Vater nahm keinen nennenswerten Platz in seinem Leben ein.

Julian hatte eigentlich nur seine Mami. »Papis« waren für ihn eigentlich mehrere Männer: der Mann seiner Tagesmutter, unser Nachbar, der Vater des Nachbarjungen, der Freund meiner Schwester. Er bezeichnete fast alle Männer unter fünfzig als Papa.

Regine wäre genau wie ich ein fester Bestandteil seines Lebens geworden, und wir wären zu dritt gewesen.

»Für Ihren Sohn wäre es auch schön gewesen«, sagte da auch noch meine Bettnachbarin.

Ich schloss wieder die Augen und versuchte, nicht mehr zu denken.

Ich hätte so gern noch geschlafen. Aber plötzlich schien mir grelles Licht in die Augen. Die Nachtschwester fummelte schon wieder an mir herum. Sie maß bestimmt zum hundertsten Mal den Blutdruck und zählte den Puls. Warum ließ sie mich nicht schlafen?

Ich drehte mich auf die rechte Seite und riss mir beinahe die Nadel aus dem Arm. Der Tropf war durchgelaufen.

»Können Sie das abmachen?«, bat ich die Schwester.

Sie maß noch einmal den Blutdruck und schüttelte dann den Kopf.

»Der ist noch sehr niedrig. Wenn Sie mal rausmüssen, müssen Sie klingeln. Ich mache Ihnen zwar den Tropf ab, aber Sie dürfen nicht alleine auf die Toilette gehen!«

Sie entfernte den Infusionsschlauch, ließ aber die Nadel in meinem Arm.

»Müssen Sie mal raus?«

Ich musste, aber ich wollte nicht noch wacher werden. Lieber wollte ich wieder einschlafen und vergessen.

»Nein, ich muss nicht«, sagte ich und drehte mich auf die linke Seite.

KAPITEL 11

Es dämmerte, als ich plötzlich hellwach war. Ich hatte von der Geburt geträumt und von dem schrecklichen Moment, als meine Kleine herausgebracht worden und unwiderruflich aus meinem Leben verschwunden war. Ich hielt es nicht mehr im Bett aus.

Klatschnass geschwitzt zog ich meinen Bademantel an und lief über den Flur. Wie in der Nacht zuvor setzte ich mich in die Ecke. Aber es kamen keine Tränen.

Ich war ausgebrannt, leer. Ich fühlte nichts mehr. Keine Verzweiflung, keine Sehnsucht, nichts, nur einen dumpfen Kopfschmerz.

So saß ich bis zum Morgen da. Als ich die Tagschicht hörte, huschte ich wieder in mein Zimmer. Ich wollte nicht, dass mich jemand ansprach.

Wenig später kamen zwei Schwestern herein; die freundliche kleine Lernschwester und die nette mit den vielen Locken, die mich am Tag zuvor in Empfang genommen hatte.

»Hallo, Frau Rosenfeld, wie geht es Ihnen denn?«, fragte Letztere mitfühlend.

»Gut, es geht mir gut.«

Sie sah mich erstaunt an. Wahrscheinlich hatte sie Tränen, Verzweiflung oder einen hysterischen Anfall erwartet.

»Das ist schön«, sagte sie unsicher und wandte sich ab.

Ich stand auf, suchte meinen Kosmetikbeutel im Schrank, nahm zwei Handtücher und ging in den Waschraum, um lange und ausgiebig zu duschen. Ich blutete noch stark, rot lief es meine Beine herunter in den Ausguss.

Danach stopfte ich mir zwei Binden zwischen die Beine, bevor ich mich abtrocknete.

Meine Brüste waren geschwollen und schmerzten, mehr als an den Tagen zuvor, und ich versuchte, sie nicht zu berühren, aus Angst, es könnte Milch herauslaufen. Ich cremte mich ein und zog mich an.

Meine Schwangerschaftshose hing lose um meine Hüften. Mein Fünfmonatsbauch hatte sie schon ziemlich ausgebeult. Ich würde sie samt den anderen Sachen zu Hause wegwerfen.

Ich wollte das alles nicht mehr sehen. Vier Hosen hatte ich mir insgesamt schon gekauft, Bermudas und einen weißen Rock, der schon für die Kommunion meiner Nichte gedacht war. Auf Flohmärkten hatte ich weite Sommerblusen erstanden. Ich würde alles wegwerfen!

Im Zimmer stand das Frühstückstablett. Ich aß, ohne zu wissen, was, und trank zwei Tassen Kaffee. Einen Augenblick lang überlegte ich, ob der Kaffee wohl Koffein enthielt. Doch dann fiel mir schmerzlich ein, dass es nun egal war.

Eine Schwester steckte den Kopf zur Tür herein. »Da hat mehrmals ein Mann für sie angerufen«, sagte sie zu mir. »Er wollte unbedingt kommen. Doch wir haben ihm gesagt, dass das nicht geht.«

Ich hatte keine Ahnung, um wen es sich handeln könnte. Es war mir auch gleichgültig, ich dachte nicht weiter darüber nach.

Meine Hebamme kam herein. Ich hatte mich wieder auf mein Bett gelegt und starrte teilnahmslos aus dem Fenster.

Sie lächelte mich an, und ich freute mich, sie zu sehen, weil sie mich wieder näher zu meiner Regine brachte.

Gegen den Milcheinschuss gab sie mir ein kleines Döschen mit homöopathischen Globuli. Für den Fall, dass diese nicht helfen sollten, hatte sie noch ein anderes Mittel aufgeschrieben. Ich wollte um jeden Preis verhindern, dass die Milch einschoss. Alleine schon der Gedanke daran, machte mir Angst. Milch für ein totes Kind!

Ich beschloss, mir sofort das andere Medikament zu besorgen.

Dann reichte sie mir einen grünen Briefumschlag.

»Ich habe Ihre Tochter fotografiert. Leider sind die Aufnahmen ziemlich unscharf. Die Kamera ist nicht sehr gut.«

Ich öffnete den Umschlag und holte vorsichtig die beiden einzigen Bilder meiner Tochter heraus, die es jemals geben würde.

Ein Foto hatte die Hebamme auf ein gelbes Blatt Papier geklebt.

Das Polaroid war eingerahmt von folgenden Worten:

Regine

* 26.4.1996 17.43 Uhr

18 cm lang 160 g schwer.

Wie eine Geburtsanzeige. Später schrieb ich vor das Geburtssternchen das kleine endgültige Wort »tot«.

»Ich habe Ihren Freund angerufen«, sagte die Hebamme in die Stille hinein.

Überrascht hob ich den Kopf. Er war also der Anrufer gewesen.

»Woher hatten Sie die Nummer?«, fragte ich verblüfft.

»Sie haben sie mir gegeben. Nach der Geburt. Sie haben so bitterlich geweint und gesagt, dass Sie so alleine seien. Sie haben mich gebeten, ihn anzurufen. Er war ganz erschüttert und wollte gleich kommen. Er habe das nicht gewollt. Er war völlig fertig.« Dieses verdammte Dormicum war dafür verantwortlich, dass ich im Dämmerzustand nach Andreas gefragt hatte!

»Ich werde ihn anrufen«, sagte ich nur.

Ganz sachlich schilderte ich Andreas eine halbe Stunde später am Telefon, was ich erlebt hatte.

Ich beschrieb ihm, wie unser Kind ausgesehen hatte und dass es verbrannt werde würde.

Andreas hörte ruhig zu und gestand mir, dass er meine Mutter angerufen hatte, weil er annahm, sie müsste sich nun um Julian kümmern. Er wollte ihr anbieten, Julian für die Zeit zu übernehmen, falls sie zu mir ins Krankenhaus wollte. Er wusste nicht, dass ich meine Mutter auf keinen Fall sehen wollte, weil sie sich anfangs mit meiner Schwangerschaft nur schwer hatte abfinden können.

Auf dem Weg zum Untersuchungsraum, wo das Entlassungsgespräch stattfinden sollte, sprach mich eine Schwester an, die ich nie zuvor gesehen hatte.

»Haben Sie sich schon ein bisschen erholt?«

Ich sah sie fragend an.

»Sie erinnern sich nicht mehr an mich? Ich bin die OP-Schwester von gestern Abend.«

»Ich kann mich leider nicht erinnern«, musste ich gestehen.

»Sie haben mir so Leid getan. Es war so eine lange Geburt, das hatte keiner vermutet. Und Sie sind sehr tapfer gewesen. – Geht es Ihnen denn einigermaßen? Sie müssen doch völlig erschöpft sein!«

Die Anteilnahme tat mir so gut. »Sie sind sehr lieb, danke, vielen Dank!«

Sie legte ihren Arm um meine Schulter und brachte mich in den Untersuchungsraum.

Das Abschlussgespräch führte ich mit der blonden Ärztin.

Nachdem sich alle Mitarbeiter dieser Station äußerst gefühlvoll gezeigt und mich liebevoll umsorgt und behütet hatten, geriet ich nun zum schlechten Ende an diese Frau, die ganz offensichtlich mit sich und der Welt nicht im Reinen war.

Sie musterte mich ziemlich grimmig, als ich den Raum betrat.

»Morgen. Ich muss Sie noch untersuchen, ziehen Sie sich mal aus!«

Während ich in der Kabine war, hörte ich den Chefarzt hereinkommen. Der war mir allemal lieber als die Blonde.

Er begrüßte mich mit seinem üblichen sanften Lächeln, als ich in den Untersuchungsraum trat, und erkundigte sich freundlich nach meinem Befinden.

»Ich habe ganz gut geschlafen, und ich habe keine Schmerzen«, antwortete ich, während ich mich auf den Stuhl hievte.

»Ach ja, der Stuhl ist wieder viel zu hoch für Sie«, sagte er lachend und verstellte die Beinhöhe.

Allmählich waren mir die vielen vaginalen Untersuchungen zuwider. Es tat weh, denn alles schien wund zu sein. Doch ich schwieg.

»Legen Sie sich nochmal auf die Liege, bitte.« Er wollte eine Ultraschallaufnahme machen.

Der Bildschirm war eintönig grau. Mein Bauch war leer. Ich sah entsetzt auf den Monitor. Und in diesem Moment packte mich wieder die Verzweiflung. Der Anblick meines leeren Bauches konfrontierte mich so hart mit der Realität, dass ich wieder in Tränen ausbrach.

Der Chefarzt schien das nicht verwunderlich zu finden. Er sah mich beruhigend an, wischte mir das Gel vom Bauch und half mir, mich aufzusetzen.

»Jetzt ist es vorbei. Frau Dr. Lorenz wird das Abschlussgespräch mit Ihnen führen, und dann können Sie gleich nach Hause zu Ihrem Sohn!«, versuchte er mich zu trösten.

Dann gab er mir die Hand und verabschiedete sich mit herzlichen Worten.

»Sie waren alle so lieb zu mir«, sagte ich. »Ich war hier nicht allein, und das hat mir die Situation erleichtert. Ich danke Ihnen«, brachte ich unter Tränen heraus. Er lächelte und ging.

Frau Dr. Lorenz stand mit einer Spritze neben mir.

»Ich muss Ihnen noch mal Blut abnehmen«, erklärte sie barsch.

Sie stieß mir die Nadel in die Vene und zog zwei Röhrchen Blut ab.

»Ihr Arzt muss in den nächsten Tagen die Blutmenge kontrollieren, denken Sie daran. Und dann brauchen Sie noch etwas zum Abstillen.«

»Die Hebamme hat mir ein homöopathisches Mittel gegeben«, erwiderte ich genervt.

»Hm, ach ja, Sie lehnen Hormone ab, obwohl Liserdol gut verträglich ist. Na ja, wenn Sie Fieber kriegen und die Brust sehr weh tut, dann müssen Sie eben morgen herkommen. Dann werden Sie doch ein Hormon nehmen müssen!« Es klang beinahe schadenfroh.

»Also, wir schicken Ihrem Hausarzt die Histologie zu. Aber es wird wohl nichts bei der Untersuchung herauskommen. Die Plazenta sah einwandfrei aus, man wird wahrscheinlich nichts feststellen.«

»Ich habe mit dem Oberarzt gestern besprochen, dass er mich benachrichtigt, wenn die Histologie irgendetwas ergibt, was ich wissen muss«, sagte ich nur.

Sie blitzte mich wütend an. »Was soll das denn? Ihr Arzt

bekommt die Histologie zugeschickt. Der kann Sie aufklären. Ich verstehe Sie sowieso nicht. Sie veranstalten hier ein Theater um diese Fehlgeburt. Das war doch kein Mensch! Ein blutiger Klumpen! Erst wollten sie es auf gar keinen Fall anschauen, und dann berichtet mir die Hebamme, Sie haben es doch sehen wollen. Also, ich verstehe Sie nicht!«, giftete sie mich an.

»Die Hebamme hat mir während der Geburt erzählt, dass es mitunter hilft, wenn die Mütter das Kind sehen können. Sie hat mir gesagt, dass sie mir das Baby nur zeigt, wenn es nicht schlimm aussieht. Und sie sah ganz normal aus, ganz friedlich. Ich bin froh, dass ich sie gesehen habe. Sie war so süß!«, versuchte ich mich zu rechtfertigen.

»Sagen Sie nicht immer ›sie‹. Es war doch nur ein Embryo!«, keifte diese unmögliche Person, wobei sie sich auch noch im medizinischen Sinne irrte. Ab der zwölften Schwangerschaftswoche handelt es sich um einen Fötus und nicht mehr um einen Embryo.

»Ich glaube nicht, dass ich mich weiter mit Ihnen über mein Baby unterhalten sollte«, sagte ich mit letzter Beherrschung.

»Ja, das denke ich auch. Sie können mir glauben, ich weiß, wie das ist. Aber nun reißen Sie sich zusammen, schnappen Sie sich gleich Ihren Sohn und fahren Sie Fahrrad. Und denken Sie nicht mehr daran. Es lohnt sich nicht, sich da in etwas hineinzusteigern.«

Ich starrte sie fassungslos an. Dann stand ich auf, ging in mein Zimmer zurück, packte meine Sachen zusammen und verließ endlich dieses Krankenhaus.

An der Pforte meldete ich mich ab und bezahlte meine Telefonrechnung.

Als ich zum Ausgang ging, bemerkte ich ein junges Paar, das mit seinem Neugeborenen die Klinik verließ. Eine

Schwester sprach die jungen Eltern an, bewunderte den Säugling, und die beiden strahlten um die Wette.

Ich musste allein, ohne mein Baby, nach Hause gehen. Niemand holte mich ab. Nicht einmal jetzt war der Vater meines toten Kindes an meiner Seite.

Die Tasche war bleischwer, ich fühlte mich erschöpft, und der Weg bis zum Taxistand kam mir unendlich lang vor.

Der Fahrer des ersten Wagens, ein älterer Mann, sprang eifrig heraus, nahm mir meine Tasche ab, riss die Beifahrertür auf und ließ mich einsteigen. Er sah mich an, als ob mir ins Gesicht geschrieben stünde, dass ich mein totes Kind hier zurückließ.

Auch während der Fahrt warf er mir immer wieder seitliche Blicke zu. Aber er sagte nichts. Ich war froh, dass er nicht zu der geschwätzigen Sorte gehörte.

Der Weg war kurz, kein Mensch bemerkte meine Heimkehr.

Ich konnte unerkannt und unbehelligt im Haus verschwinden.

Meine Wohnung war kalt und leer und unaufgeräumt. Ich ging ins Wohnzimmer und hörte den Anrufbeantworter ab. Er hatte acht Anrufe aufgezeichnet, doch nur zwei hatten nach meiner Ansage, dass ich aufgrund des Todes meines Babys nicht erreichbar sei, eine Nachricht hinterlassen. Alle anderen hatten wortlos aufgelegt. Was sollte man auch darauf sagen?

Ich hielt es in der Wohnung nicht aus und wollte gerade zu meinen Nachbarn, als das Telefon klingelte. Ich hob ab. Meine Schwester war dran.

»Hallo, du bist schon zu Hause!«, rief sie überrascht.

»Ja, ich bin gerade gekommen. Die Ärzte fanden, es sei

die beste Therapie für mich, wenn ich zu Hause bei Julian bin.«

»Und wie war's?«, fragte sie.

»Schrecklich! Eine ganz normale Geburt. Nicht eine einzige Wehe ist mir erspart geblieben. Es hat lange gedauert, beinahe sechs Stunden, dann war sie da. Ganz klein und zart, aber ein fertiger Mensch. Mit Finger- und Fußnägeln, wie eine winzige Puppe. Zwar krebsrot, so sehen die Kinder in dem Stadium aus, aber ganz normal. 18 cm lang und 160 Gramm leicht. Ich habe sie Regine genannt.«

Meine Schwester schwieg ein paar Sekunden. Dann fragte sie ein wenig entsetzt: »Du hast sie gesehen?«

»Ja, ich hatte auch erst Angst davor, aber jetzt bin ich froh, dass ich Abschied nehmen und sie einmal berühren konnte, sie war so niedlich ...« Der Kloß in meinem Hals wurde so dick, dass ich kaum noch sprechen konnte.

Meine Schwester lenkte mich ab. Ich weiß nicht mehr, worüber wir alles sprachen.

Den 27. April 1996 erlebte ich wie durch eine Glaswand. Alles war so unwirklich. Der flache Bauch, die vielen Umstandshosen in meinem Schrank. Im Badezimmer lag immer noch der Schwangerschaftstest, den ich aufbewahrt und der mir bestätigt hatte, dass mein Kind unterwegs war.

Johanniskrautöl für die Brustwarzen, Hautcreme gegen Schwangerschaftsstreifen, Zahncreme gegen Zahnfleischbluten, die neue Kommode, die gottlob nur einen einzigen rosa Strampler enthielt – eine Freundin hatte ihn mir geschenkt –, das Stillkissen von Maria, das im Liegen meine Wirbelsäule entlastet hatte, das Jeanskleid, das Maria für mich gekauft hatte und das ich an diesem Wochenende zum ersten Mal tragen wollte. Alles erinnerte mich an meine Schwangerschaft. Doch ich konnte nicht weinen, ich empfand noch immer absolut gar nichts. Als wäre ich im falschen Film!

Ich ging dann doch zu meinen Nachbarn. Gisela nahm mich gleich in die Arme.

»Hallo, du bist schon da. Komm rein!« Ihr kleiner Sohn erschien und beobachtete mich aus ein paar Metern Entfernung. Wie weit konnte ein Sechsjähriger schon nachvollziehen, was ich erlebt hatte? Ich lächelte ihn beruhigend an.

Auch Giselas Mann begrüßte mich kurz voller Unsicherheit.

Wir redeten ein wenig über dies und das. Obwohl ich keine Angst davor hatte, von der Geburt zu erzählen, fiel mir das Sprechen unglaublich schwer.

Ich war so entsetzlich müde und schlapp, und doch hatte ich Angst, allein in mein Bett zu kriechen – schlafen bedeutete auch träumen.

Wir verabredeten, dass ich Julian später vom Kindergartenfest abholen würde. Meine Nachbarn wollten ihn bei der Tagesmutter abholen und zu der Feier mitnehmen. Dann blieb mir noch Zeit zum Aufräumen und Einkaufen.

Ich ging wieder in meine kalte Wohnung, drehte die Heizkörper auf, kochte mir eine große Kanne starken Kaffee und räumte systematisch alles, was mich an die Schwangerschaft erinnerte, weg.

Die Umstandskleider brachte ich in den Keller, und alle Sachen, die ich im Krankenhaus getragen hatte, stopfte ich in die Waschmaschine und wusch sie bei sechzig Grad, als seien sie infiziert. Für mich waren sie mit dem Tod infiziert.

Später fuhr ich zum Einkaufen und stand endlos lange im Supermarkt an.

Auf einmal merkte ich, wie sich alles um mich herum drehte. Ich konnte mich kaum noch aufrecht halten, dabei war die Schlange noch so lang. Bloß jetzt hier nicht umkippen ... Dann läge ich gleich wieder im Krankenhaus.

Ich ließ meinen Einkaufswagen stehen, drängte mich an den Leuten vor mir vorbei und rannte aus dem Geschäft.

Eine Weile saß ich im Auto, bis ich mich stark genug fühlte, nach Hause zu fahren.

Julian war so glücklich, als ich ihn später an diesem Samstag wieder in die Arme schließen konnte.

Ich hatte mich so nach ihm gesehnt. Ich sah ihn zuerst, als ich vor dem Kindergarten stand, um ihn abzuholen. Er sah ernst aus, blass und still, mein kleiner Rabauke mit der großen Klappe.

Ich rief ihn, er stutzte und schaute mich ungläubig an. Ich ging in die Hocke, und er rannte auf mich zu. Kleine weiche Kinderarme umklammerten meinen Hals, er wimmerte wie ein verletztes Tier und presste sich ganz fest an mich.

Ich nahm ihn auf den Arm und trug ihn fort. Er sah nicht einmal mehr auf. Sein Kopf lag auf meiner Schulter, er zitterte ein bisschen und murmelte leise: »Mami, Mama.«

Wir setzten uns, doch er ließ mich nicht mehr los. Ich hatte ihm ein Brötchen gekauft und Gummibärchen mitgebracht; auch einen Schokoriegel hatte ich dabei. Er aß alles hintereinander auf. Dann sah er mich flehend an: »Mami, Hause gehen!«

Ich dankte meiner Nachbarin, verabschiedete mich und nahm Julian an der Hand. In meiner Wohnung überkam mich dann die grässliche Leere. Ich begann zu weinen. Vor Julian! Vor meinem verstörten Kind!

Doch ich nahm ihn gleich auf den Schoß und legte seine Hände auf meinen wieder flachen Bauch.

»Julian, das Baby ist weg. Das Baby kommt nie wieder. Es ist nicht mehr in Mamis Bauch!«

»Baby weg?«, fragte er.

»Ja, das Baby ist tot. Deshalb ist die Mami so traurig und muss weinen. Aber das hat nichts mit Julian zu tun.«

»Mami taurig, Baby tot. Mami weint, Baby weg«, kommentierte mein kluger Sohn meine Worte. Er schien mich verstanden zu haben – so weit ein Zweijähriger so etwas begreifen kann.

Schon zwei Wochen später reagierte er wie ein Erwachsener, wenn meine unangekündigten Tränen flossen. Er umarmte mich einfach ganz fest. Er hielt still, bis sein Pullover von meinen Tränen durchnässt war. Dann blickte er mich verständnisvoll an und sagte ernsthaft: »Mami taurig, Baby tot.«

Die Tränen, die ich um Regine wein(t)e, brachte er nie mit sich in Verbindung. So wenig brauchbar ich als Mutter in der ersten Zeit auch war: Zumindest das hatte ich erreicht.

In den ersten Wochen verging keine Minute, ohne dass ich tiefe Traurigkeit verspürte. Egal, was ich tat oder dachte, mein totes Kind war allgegenwärtig.

Während die ersten Tage nur aus grenzenloser Verzweiflung bestanden, war ich später wenigstens teilweise fähig, normal zu agieren, normal auszusehen, mein Inneres zu überdecken. Ich verkapselte meinen Schmerz in mir, um vor meinem Sohn normal aufzutreten, um überhaupt wieder unter Menschen gehen zu können.

Anfangs brach die Trauer ständig und überall aus mir heraus, ich fing unkontrolliert und hemmungslos zu heulen an. Im Auto, beim Einkaufen, beim Arzt, bei Freunden, am Telefon und auch vor Julian. Nach zwei Wochen hatte ich nur noch jeden zweiten Tag meinen so genannten »Heultag«. Aber dann war ich meistens besonders verzweifelt.

Manchmal zerschlug ich Geschirr oder warf Julians Kuscheltiere durch die Wohnung. Oft genug saß ich da, heulte und heulte vor mich hin und versuchte schließlich, um jeden Preis damit aufzuhören, indem ich immer wieder mein Gesicht mit kaltem Wasser abwusch und die brennende Haut eincremte. Doch kaum hatte ich mich eingecremt, liefen bereits die nächsten Tränen.

Für meinen Jungen hätte ich gerne meine Gefühle unter Kontrolle gebracht, doch oft gelang es mir nicht, und Julian musste mich einige Male zutiefst deprimiert erleben.

KAPITEL 12

Am Montag nach der Geburt hatte ich einen Termin bei meinem Gynäkologen. Es war qualvoll für mich, das Ärztehaus zu betreten, den Fahrstuhl hochzufahren und in die Praxis zu gehen, in der der Tod meines Kindes zum ersten Mal ausgesprochen worden war.

Als ich die Helferin sah, die mich nach Hause gebracht hatte, musste ich mir auf die Unterlippe beißen, um mich zu beherrschen.

Glücklicherweise saßen keine dickbäuchigen schwangeren Frauen im Wartezimmer. Das hätte ich nicht ertragen. Dennoch musterte ich jeden Bauch äußerst genau. Ob er sich doch ein bisschen wölbte oder ob die Frau den glücklichen Mamablick hatte. Werdende Mütter haben einen ganz typischen verklärten Blick. So ein zufriedenes Lächeln, in sich gekehrt, mit sich und der Welt im Einklang. Wohlgemerkt, diejenigen Mütter, die nicht bereits mit einem oder zwei kleinen Monstern im überfüllten Wartezimmer sitzen und vergebens versuchen, diese bei Laune zu halten. Es sind immer die Erstgebärenden, die so schwanger lächeln. Wahrscheinlich hatte ich mit Julian im Bauch auch so einen Blick. Als ich mit Regine schwanger war und meinem Hausarzt davon berichtete, hatte dieser gesagt:

»Egal, wie schwierig diese Zeit für Sie ist und noch werden mag, Sie haben so ein Strahlen in den Augen, dass Ihre Entscheidung für das Baby einfach richtig sein muss.«

Andreas hatte mal zu mir gesagt, er könne einer Frau an den Augen ablesen, ob sie schwanger sei. Bei mir hatte sein Scharfblick offensichtlich versagt!

Nach kurzer Zeit wurde ich ins Sprechzimmer gerufen.

Dort war ich allein und konnte endlich ungehemmt heulen. Im Wartezimmer hatte ich zuletzt das Gefühl gehabt, ich müsse platzen. Vergebens bemühte ich mich, mich zusammenzureißen. So heulte ich Dr. Horwarth erst einmal eine Weile etwas vor.

Er wartete geduldig ab. Diese Praxis, der Mann, alles erinnerte mich an den schrecklichen Tag vor der Geburt meiner Tochter. Als wäre es gerade einmal eine Stunde her, dass er den Tod meines Kindes auf dem Monitor festgestellt hatte. Ich werde diese Praxis nie wieder betreten können, ohne entsetzlich darunter zu leiden, doch eines Tages werde ich nicht mehr weinen, wenn ich dort bin.

Als ich zum zweiten Mal nach Regines Geburt die Praxis aufsuchte, überlegte ich sogar, den Arzt zu wechseln, doch ich wusste auch, dass ich nie wieder einen so kompetenten, sachlichen und dennoch verständnisvollen Gynäkologen finden würde.

In den nächsten Tagen erlebte ich immer wieder Situationen, die mich völlig aus dem Gleichgewicht brachten. Der Anblick zweier schwangerer Nachbarinnen, unvermutetes Zusammentreffen mit Menschen, die noch nicht wussten, dass Regine tot war, und voller Entsetzen auf meinen flachen Bauch starrten ... Eine Bekannte nahm mich mitfühlend in den Arm und weinte. Natürlich weinte auch ich sofort, aber es tat auch gut. Es war schön, dass sie Anteil nahm und es mir zeigte.

Die meisten reagierten verlegen. Manche lenkten sofort ab und erzählten irgendetwas. Einige, die es nur durch andere wussten, betrachteten mich wie ein seltenes Insekt, waren unsicher, ängstlich, aber nicht im Stande, ihr Mitgefühl auszudrücken.

Diese Ohnmacht der Menschen bei der Konfrontation mit dem Tod ist schwer zu ertragen. Als ob der Tod ansteckend sei und ich die Trägerin des Virus! Dabei verspürte ich in meiner Not und Einsamkeit immer nur den Wunsch nach Nähe, Verständnis und Zuneigung. Es belastete mich nicht, über mein Kind und die Geburt zu sprechen, es belastete mich vielmehr, es nicht zu dürfen. Ich war und bin doch untrennbar mit meiner Trauer und meinem Schmerz verbunden.

Regines Geburt war noch keine drei Wochen her, und schon meinten viele, mein Gesicht müsse wieder glatt und gut geschminkt sein und ich müsse wieder ganz normal meiner Arbeit und meinen täglichen Verpflichtungen nachgehen. Sie wollten nicht mehr mit meinem Schmerz konfrontiert werden!

Eine Woche nach der Geburt wollte ich keinen Menschen sehen. Ich sagte das Treffen der Kindergruppe ab. Den ganzen Nachmittag und Abend verbrachte ich mit Julian in der Wohnung und war unfähig hinauszugehen.

Zuerst lenkte ich mich ab, indem ich einen Schuhschrank zusammenbaute, den ich mir in einem Möbelhaus am Vormittag gekauft hatte. Es war eine Heidenarbeit, doch mit einer zähen Verbissenheit, die sonst nicht unbedingt meine Stärke ist, bekam ich es schließlich hin.

Julian quengelte und nervte die ganze Zeit. Ich schickte ihn immer wieder weg.

Von Zeit zu Zeit warf ich einen Blick auf die Uhr und dachte an den Freitag vor einer Woche. Um fünf Uhr wurde ich nervös und aggressiv. Ich konnte Julian nicht mehr ertragen, doch mein Junge war an diesem Tag besonders anlehnungsbedürftig. Er brütete eine Grippe aus, was ich an diesem Nachmittag noch nicht bemerken konnte. Heulend hing er permanent an meinem Bein.

Wenn ich versuchte, ihn abzulenken, war er nach wenigen Minuten wieder da, klammerte sich an mich und jammerte: »Mami, Mami!«

Um halb sechs machte ich ihm ein Wurstbrot, doch er biss nur hinein und spuckte es dann wieder aus. Dann forderte er ein Marmeladenbrot, um es einmal anzubeißen und mir vor die Füße zu knallen. Schließlich holte er sich Schokolade aus dem Kühlschrank und spuckte diese beim Anblick einer Scheibe Käse wieder aus. Das war der Punkt, an dem ich ausrastete.

Es war 17.40 Uhr, vor einer Woche war Regine tot auf diese Welt gekommen. Ich spürte, wie mir das Blut in den Kopf schoss, ein dicker Kloß im Hals schnürte mir die Luft ab. Ich nahm die Käsedose und donnerte sie auf den Boden, holte mein Geschirr aus dem Schrank und zerschlug es. Teller für Teller, Tasse für Tasse.

Anschließend nahm ich den Besen und fegte alles seelenruhig zusammen.

Zuerst hatte Julian entsetzt gebrüllt, doch dann zog er sich mit der Käsedose in den Flur zurück und stopfte die Goudascheiben in sich hinein.

Um sechs Uhr sank ich erschöpft in einen Sessel und weinte lange und ausgiebig. Ich weinte mich richtig leer.

Und dann kam Julian zu mir, legte mir die Arme um den Hals, kuschelte sich eng an mich und sagte den Satz, an dem er sich festhielt und mit dem ich versucht hatte, ihm die Befürchtung zu nehmen, er wäre an meinen Tränen schuld:

»Mami weint, Baby tot, Mami taurig!«

An diesem Abend schlief er in meinen Armen ein, und

ich stellte zum ersten Mal fest, dass Julian mir wirklich helfen konnte, meinen Schmerz zu bewältigen.

Auch wenn es bis dahin noch ein langer Weg war.

In diesen ersten Wochen war ich oft nicht mehr handlungsfähig. Ich funktionierte wie eine Maschine zur Versorgung meines Sohnes, saß ansonsten nur herum und war von Todessehnsucht besessen.

Ich schlief kaum noch und wenn, dann hörte ich Regines Rufen. Manchmal lief ich schlafwandlerisch durch die Wohnung, mitunter verließ ich diese sogar und suchte im Treppenhaus mein totes Kind.

Eine Psychotherapie half mir, Stück für Stück ins Leben zurückzukehren.

Von der Psychologin fühlte ich mich wunderbar verstanden, weil sie meine plötzlichen Weinkrämpfe und meine unstillbare Sehnsucht nach dem Kind völlig normal fand. Es beruhigte mich sehr, dass sie mich nicht für überspannt hielt.

Als sie mich fragte, ob mein Mädchen begraben worden sei, war ich unsagbar erleichtert, dass sie diese Möglichkeit überhaupt in Betracht gezogen hatte.

Sie riet mir zu einer Gedenkstätte.

Ich hatte bereits den zaghaften Versuch gemacht, einen kleinen Platz für Regine in meiner Wohnung einzurichten, bisher aber kaum den Mut gehabt, dazu zu stehen. Ich befürchtete, man würde mir übertriebenen Totenkult nachsagen.

Heute erzähle ich ganz selbstverständlich, dass die Blumen auf der Fensterbank und die kleine Bleistiftzeichnung für Regine sind.

Zwei Wochen nach meiner Entlassung aus dem Krankenhaus kaufte ich mir eine neue Kette. Beinahe dreiundzwanzig Jahre hatte ich immer den goldenen Davidstern getragen, den mir meine über alles geliebte Oma geschenkt hatte.

Doch nun wollte ich auf einmal irgendetwas haben, das ich als Andenken an meine Tochter tragen konnte. Ich wählte eine kurze Goldkette und ein kleines goldenes Herz mit drei Steinen in den Farben rot, blau und weiß. Auf der Rückseite ließ ich den Namen »Regine« eingravieren.

Als ich die Kette vom Juwelier abholte, überkam mich beim Anblick des eingravierten Namens eine tiefe innere Zufriedenheit.

Die Verkäuferin wollte das Schmuckstück gerade einpacken, als ich ihr die Kette abnahm und sie mir um den Hals legte.

»Ach so, die Kette ist für Sie selbst. Das Herz ist sehr niedlich, es steht Ihnen gut, und überhaupt, warum soll man sich nicht selbst mal etwas gönnen«, bemerkte sie redselig.

»Regine war meine Tochter«, sagte ich und erschrak. Die Frau war mir doch völlig fremd, wie kam ich dazu, ihr von Regine zu erzählen. Wenn sie mich jetzt fragte, was sollte ich ihr dann sagen? Ich hatte selbst in meiner offenen Wunde herumgerührt, und nun hatte ich wieder Angst vor dem Schmerz.

Doch die Frau sah mich nur kurz an. Wie fast alle Menschen schreckte sie vor der Konfrontation mit dem Tod zurück.

Schnell reichte ich ihr das Geld, rief nach Julian und verließ so schnell wie möglich das Geschäft.

Im Auto überkam mich plötzlich Erleichterung. Mir war es gelungen, mein Baby vor einer Fremden zu erwähnen, ohne in Tränen auszubrechen. Ganz ruhig hatte ich gesagt, dass ich mal eine Tochter hatte, ohne nähere Einzelheiten zu erzählen.

Das war doch ein Fortschritt. Nun war ich mit meiner Trauerarbeit sicher ein Stückchen vorwärts gekommen.

In der Schwangerschaft hatte ich ein Lied gehört, das mir sehr gut gefiel, eine sanfte Ballade von den Scorpions: »You and I just have a dream ...« Ich kaufte mir die CD. Wenn ich dieses Lied höre, denke ich an meine Tochter. Dann fühle ich mich ihr nahe, und das Schöne ist, dass es nicht wehtut.

Ich singe manchmal leise mit und freue mich, dass Julian dieses Lied auch so gut gefällt.

Einmal hatten wir uns zusammen den Videoclip angeschaut, und Julian war begeistert gewesen, weil der Sänger ganz oben auf einem Hochhaus stand. Ich hatte gelächelt, die Hand auf meinen Bauch gelegt und in diesem Moment ein zartes Flattern in mir gespürt.

Ich werde nie vergessen, wie behaglich und glücklich ich mich damals mit meinen beiden Kindern fühlte. Das kleine Wesen in meinem Bauch, der kleine Junge in meinem Arm. Wir drei waren mit uns und der Welt im Einklang, als wir uns an der Musik erfreuten.

Es tut gut, dies aufzuschreiben, daran zu denken. Wenigstens eine Weile durfte ich mit meinem Baby im Bauch glücklich sein. Und das kann mir niemand mehr nehmen.

KAPITEL 13

Im Herbst 1996 wurde mein Wunsch, mit Frauen zu sprechen, die etwas Ähnliches erlebt hatten, immer stärker. Über die Münsteraner Informations- und Kontaktstelle für Selbsthilfegruppen »MIKS« nahm ich Kontakt zu einer Frau auf, die vor fünf Jahren ihre Tochter Lisa-Marie in der sechsunddreißigsten Schwangerschaftswoche verloren hatte. Das Mädchen starb an einem Nabelschnurknoten, während sie am Wehenschreiber lag. Die Mutter hatte also mitbekommen, wie ihr Kind gestorben war.

Zuerst war ich völlig geschockt, als ich hörte, dass diese Frau nach fünf Jahren noch so intensiv von der Totgeburt erfüllt war, dass sie eine Selbsthilfegruppe benötigte, doch als ich mit ihr telefonierte, stellte ich sehr schnell fest, dass sie Wege gefunden hatte, mit dem Tod fertig zu werden. Sie hatte sich mit diesem Schicksal arrangiert.

Mit ihr zu sprechen war das Einzige, was mich in diesen ersten Wochen trösten konnte.

Ich fühlte mich so verstanden, dass ich ihre Worte wie ein nasser Schwamm in mich aufsaugte. Sie konnte meine Gefühle gut nachempfinden, weil sie das Gleiche durchgemacht hatte. Sie beruhigte mich auch, weil es für sie normal war, dass ich Julian manchmal nicht um mich haben konnte, und sie erklärte mir, dass es ihr heute noch so ginge, dass sie ab und an in Gedanken mit Lisa-Marie allein sein wollte und die anderen Kinder – sie hatte noch zwei – als störend empfand.

Ich gewann den Eindruck, dass sie in der ersten Zeit nach Lisa-Maries Tod genauso empfunden und gelitten hatte wie ich. Auch sie hatte einerseits eine große Angst vor Menschen entwickelt und war andrerseits in totale Überaktivität verfallen, die natürlich im totalen Widerspruch dazu stand.

Sie erzählte mir, wie weh es ihr getan hatte, als viele Bekannte schon nach wenigen Monaten meinten, jetzt müsse sie doch endlich aufhören, traurig zu sein. Regine war dreieinhalb Wochen tot, als ich diese Erfahrung machte.

Ich war dankbar, dass diese Frau mich vorbereitet hatte; so fühlte ich mich wenigstens gewappnet. Was die anderen dachten und erwarteten, hatte mich nicht zu interessieren. Das hämmerte ich mir immer wieder ein.

Allerdings kam ich lange Zeit nicht damit zurecht, dass mich der Schmerz über den Verlust meiner Tochter immer so unvermittelt und grausam überfiel. Dann stürzte ich immer in ein riesiges Loch.

Womit ich noch viel weniger klarkam, war meine Sehnsucht nach dem Vater meiner Tochter, obwohl ich genügend Gründe gehabt hätte, ihn zu verteufeln. Vielleicht bildete ich mir ja ein, dass er als ihr Vater der Einzige war, der meine Trauer mit mir teilen und mich trösten konnte.

Oft stand ich neben dem Telefon und wollte ihn anrufen, ihn bitten, wenigstens jetzt für mich da zu sein. Ich versuchte, wütend auf ihn zu sein, weil ich dachte, Wut könnte meinen Schmerz lindern.

Damals dachte ich oft, dass es nicht weiterginge, dass ich es irgendwie nicht schaffen würde, allein weiterzuleben und noch dazu die Verantwortung für einen zweijährigen Jungen zu haben. Andreas musste einfach kommen! Ich brauchte ihn, um mich anzulehnen, um endlich nicht mehr alleine zu weinen ...

Eine Bekannte schickte mir einen sehr lieben Brief mit

vielen tröstenden, ehrlich gemeinten Worten. Sie hatte ein kurzes Gedicht für mich aufgeschrieben, das in wenigen Zeilen beschreibt, was Trauer bedeutet.

Keiner wird gefragt
wann es ihm recht ist
Abschied zu nehmen
von Menschen
Gewohnheiten
sich selbst

irgendwann
plötzlich
heißt es
damit umgehen
ihn aushalten
annehmen
diesen Abschied
diesen Schmerz des Sterbens
dieses Zusammenbrechen
um neu aufzubrechen

(M. Bickel, H. Steigert)

24.05.96

Meine süße kleine Regine, meine über alles geliebte Tochter,

heute vor vier Wochen habe ich dich zur Welt gebracht. Es waren die schwersten Stunden meines Lebens. Denn die sechsstündige Geburt hatte den Sinn, uns beide für immer zu trennen.

Wie gern hätte ich dich behalten, und wie gern würde ich immer noch jederzeit mein Leben für deines geben. Doch das geht leider nicht. Der liebe Gott, bei dem du nun schon seit über vier Wochen bist, hat sich entschieden, mich auf der Erde bei deinem Bruder zu lassen.

Dein Bruder ist noch so klein, so hilflos und so allein ohne mich. Ich könnte ihn gar nicht verlassen, und du hast es da oben sicher gut. Du weißt ja, dass ich in meinen Gedanken bei dir bin.

Seit ich weiß, dass du nicht mehr lebst, ist noch keine Sekunde meines Lebens vergangen, in der ich nicht an dich gedacht hätte. So viele Tränen habe ich um deinen Tod geweint, dass sie eine ganze Badewanne füllen würden.

Wenn ich darüber nachdenke, was man uns zugemutet hat, als du noch in mir warst, kann ich verstehen, dass du dich gegen das Leben entschieden hast. Ich respektiere das. Doch ich bin so verzweifelt, weil wir beide nie eine Chance hatten, als Mutter und Tochter zusammen auf der Welt zu leben. Wie gern hätte ich dich im Arm gehalten, gestillt, gebadet, mit dir gelacht, mit dir geweint, mit dir gesungen und auch manchmal mit dir geschimpft.

Ich hätte deinen Schlaf bewacht, ich wäre bei dir gewesen, wenn du nachts weinend aufgewacht wärst. Ich hätte dich getröstet, wenn du hingefallen wärst, ich hätte dich mit einem dicken Eis belohnt, wenn du beim Doktor geimpft worden wärst. Ich hätte mit dir gespielt, gemalt, dir Puppen und Bücher gekauft, wir hätten Weihnachten, Ostern, deinen Geburtstag gefeiert, und wir wären eine kleine glückliche Familie gewesen, du, dein Bruder und ich.

Ich hatte mir das alles schon ausgemalt, und ich war so zuversichtlich gewesen, dass wir drei auch ohne Vater glücklich und zufrieden hätten sein können.

Nun sitze ich hier zusammen mit deinem kleinen Bruder,

der noch gar nicht versteht, warum ich so oft weine. Ich nehme ihn in die Arme und erkläre ihm, dass seine Mami so traurig ist, weil du tot bist. Er hat so oft meinen Bauch gestreichelt, als du noch in mir warst, und dann gesagt: »Baby drin.«

Wie schade, dass ihr beide euch nie kennen lernen werdet. Er wäre dir ein guter Bruder gewesen, da bin ich mir sicher. Er hätte dich zwar manchmal geärgert und über dich geschimpft, aber er hätte dich immer beschützt.

Und heute wird mir das Herz so schwer, wenn ich sehe, wie sich dein Bruder liebevoll um die Babys meiner Freundinnen kümmert und den Beschützer, den Älteren spielt. Er hätte dich umsorgt, du hättest zwar keinen Vater gehabt, aber einen großen Bruder.

Ich verspreche dir, dass ich deinem Bruder sehr viel von dir erzählen werde, wenn er älter ist und es versteht. Ich werde ihm dann deinen Platz in meinem Blumenfenster zeigen, wo die Blumen stehen, die ich für dich gepflanzt habe, und wo der Umschlag mit deinem Foto liegt. Dein Bruder darf dann auch eine Blume für dich dorthin stellen, er wird mit mir an deinem Geburtstag an dich denken und dir sagen, dass er dich auch sehr liebgehabt hätte und dich nie vergessen wird. Du gehörst zu uns, was immer geschieht, wir sind deine Familie, und irgendwann werden wir alle drei wieder zusammen sein.

Meine kleine Regine, ich liebe dich genauso sehr wie deinen Bruder. Auch wenn du nur für kurze Zeit in mir warst und ich dich nur einmal berühren konnte, so wird uns nichts trennen können.

Als du gestorben bist, ist etwas von mir mit dir gegangen, dahin, wo du jetzt bist. Ein großer Teil von mir ist bei dir, nämlich meine Mutterliebe. Die hast du mitgenommen, und sie wird immer bei dir sein, damit du nie allein bist. Es ist schrecklich schwer für mich, hier auf Erden ohne dich weiterleben zu müssen, und ich kann mir noch gar nicht vorstellen, dass ich irgendwann aufhören kann, so traurig zu sein, wie ich es jetzt bin. Aber du hast sicher gewusst, dass deine Mami dich niemals im Stich lassen wird, als du dich gegen das Leben entschieden hast.

All die Wochen, die du in meinem Bauch warst, hast du gespürt, wie schwer es für mich war, dich zu verteidigen, uns beiden auf Erden eine Überlebenschance zu erkämpfen. Du hast es mir vielleicht leichter machen wollen, indem du wieder von mir gegangen bist, ich weiß es nicht, ich werde es auch nie erfahren, solange ich lebe.(...)

Eine Mutter muss immer wie ein Fels in der Brandung sein, solange die Kinder noch schutzbedürftig sind. Und eigentlich sind wir alle Kinder und irgendwann einmal schutzbedürftig. Auch ich fühle mich oft wie ein Kind, das beschützt werden möchte. Mütter sind eben auch nur Kinder. Sei mir nicht böse, wenn ich dich nicht besser verteidigen konnte, wenn ich zu unsicher war, ob wir drei das zusammen packen würden. Ich habe mein Bestes getan, und ich werde es weiterhin tun. Für deinen Bruder auf Erden und für dich, dort, wo du jetzt bist. Hörst du mich, meine kleine Regine, ich bin hier, ich werde immer bei dir sein, ich liebe dich und denke an dich.

Obwohl wir weit voneinander entfernt sind, so bist du doch immer in meinem Herzen, und daran kann kein Mensch, kein Gott, nichts und niemand etwas ändern.

Vergiss das nie: Wir sind Mutter und Tochter.

Ich liebe dich.

Deine Mami

KAPITEL 14

In den nächsten zwei Monaten war Julian oft krank, ein Atemwegsinfekt löste den anderen ab. Am meisten machte mir sein psychisch bedingtes Asthma Sorgen. War das eine Reaktion auf meine Tränen? Auf meine abrupte, für ihn unerklärliche Abwesenheit in den zweieinhalb Tagen und Nächten, als ich mein totes Kind gebar?

Außerdem befand er sich in einer sehr anstrengenden Trotzphase und steckte seine Grenzen ab. Ich brauchte Nerven wie Drahtseile, aber die lagen bei mir leider blank.

Ich schlief sehr schlecht, knirschte nachts mit den Zähnen. Mein Zahnarzt meinte, mein rechtes Kiefergelenk sei völlig marode. Nacht für Nacht quälten mich Albträume, die alle mit dem Tod von Kindern zusammenhingen.

Nach fünf Wochen ging ich wieder zur Arbeit. Als wäre nichts geschehen, erschien ich morgens um halb acht in der Klinik. Als hätte es meinen dicken Bauch nie gegeben.

Alles war wie früher. Ich ließ mir nichts anmerken, und keiner sprach mich an. Lediglich die Schicht Make-up in meinem Gesicht verriet etwas über meine durchwachten Nächte und elenden Kopfschmerzen. Aber man sah mir ohnehin nicht ins Gesicht.

Es fiel mir schwer, durch die Gänge zu gehen und jedes Mal zu denken, wie ich hier mit meinem dicken Bauch die Blicke der anderen genossen hatte. Ja, ich hatte es geliebt, meinen Bauch zu zeigen, ich war stolz auf ihn gewesen, stolz darauf, dass ich ein kleines Mädchen in mir tragen durfte. Jeder sollte das sehen.

Ich brauchte noch immer psychotherapeutische Hilfe, hatte aber den Therapeuten gewechselt. Nun war ich bei einem Mann, der mich forderte, der nicht nur tröstete, sondern der sachlich ausführte, was ich zu tun hatte. Das tat mir gut. Man nahm mir ein kleines bisschen Verantwortung ab. Wenn ich nicht mehr konnte, war er da, kompetent, erfahren und verlässlich. Jetzt hatte ich eine Anlaufstelle, wo man mich wieder auf die Füße bringen würde, falls ich zusammenbrach.

Die Kopfschmerzen begleiteten mich Tag und Nacht. Mein linkes Auge brannte und tränte. Wie ein Messer zerschnitt der Schmerz meine Gesichtsnerven, und ich rannte häufig zum Arzt. Auch er tat mir gut.

Nur noch von zwei Menschen wurde ich in dieser Zeit auf Regine angesprochen, vom Therapeuten – natürlich, es war ja sein Job, mit mir die Trauerarbeit zu machen – und von meinem Arzt.

Ich brauchte es so sehr, dass man mich auf Regine ansprach. Außer diesen beiden Menschen verhielten sich alle so, als hätte es mein Baby nie gegeben. Oder hatten sie Angst, alte Wunden aufzureißen?

Dabei war die Wunde noch frisch und blutete unverändert stark. Doch keiner wagte es, danach zu fragen, und mir fehlte der Mut, meine Freunde zu bitten: Sprecht mit mir über Regine, lasst sie nicht in Vergessenheit geraten. Mein totes Kind ist doch ein Teil von mir!

In knapp drei Wochen schrieb ich meine und Regines Geschichte und schickte sie an Andreas. Ich war sicher, dass er sich bei mir melden würde – um mein Freund zu sein, um mich nicht allein weinen zu lassen.

Doch wieder einmal ließ er mich im Stich.

Äußerlich führte ich mein Leben wie bisher; vielleicht noch ruhiger als früher. Ich arbeitete, ging zwei- bis dreimal in der Woche nachmittags für zwei Stunden zu einer Kindergruppe und besuchte an den Wochenenden irgendeine Freundin. Bis auf die zwei Mal, die ich im Jahr davor mit Andreas aus gewesen war, war ich in den letzten dreieinhalb Jahren keinen einzigen Abend mehr vor die Tür gegangen. Das war auch in meiner letzten Beziehung schon ein eher seltenes Unternehmen. Nach Julians Geburt war Ausgehen kein Thema mehr. Und ich verspürte nie das Bedürfnis danach. Bis zum Tod meiner Tochter hatte ich mich nie einsam gefühlt. Die rastlosen Aktivitäten einiger meiner Bekannten haben mich immer kalt gelassen. Mir genügte es, ein Kind, meine Arbeit und hin und wieder Andreas zu haben. Meine Freundinnen waren immer für mich da gewesen, wenn ich Sorgen hatte oder wenn ich einfach nur mal reden wollte.

Doch in diesen ersten Monaten nach Regines Tod fühlte ich mich zum ersten Mal wirklich einsam.

Eine Zeit lang hatte ich das Bedürfnis herauszufinden, ob mein Körper auch noch »etwas anderes, als tote Kinder zu gebären« konnte.

Ich begann verschiedene kurze Affären, One-Night Stands, die mir helfen sollten, herauszufinden, ob ich noch wie eine Frau empfinde und als solche empfunden werde.

Eine emotionale Bindung ließ ich damals zu keinem der Männer zu.

Ich las Bücher über Paare, die ein totes Kind bekommen hatten, aber darunter war keines, das von allein stehenden Frauen erzählte, die dies erleben mussten.

Das machte mich so zornig, dass ich die von mir sehr bewunderte Hannah Lothrop anrief, sie möchte doch bei der nächsten Auflage ihres bekannten Buches »Gute Hoffnung, jähes Ende« (Kösel, München 2000) daran denken. Das Wort »Eltern« tat mir weh. Meine Regine hatte nie Eltern gehabt. Und mein Julian wird nie mit seinem Vater rechnen können.

Die Autorin rief mich an und gab mir Recht. Sie würde bei der nächsten Auflage das Thema wenigstens anschneiden. Sie tat es wirklich.

Gern hätte ich mich mit weiteren Müttern, die ein totes Kind geboren hatten, ausgetauscht. Das hätte mir am meisten geholfen.

Der Chefarzt des Krankenhauses, in dem ich entbunden hatte, teilte mir mit, bei ihm kämen Totgeburten höchstens einmal im Jahr vor. Ein anderer, mir gut bekannter Gynäkologe, der seine Praxis seit zwanzig Jahren führte, schrieb mir, er hätte so einen Fall nur ein einziges Mal erlebt.

Ich fühlte mich isoliert. Der einzige Mensch in meinem direkten Umfeld, der den Namen meiner Tochter ganz ungezwungen und selbstverständlich aussprach, war Julian. Er zeigte auf die Fensterbank, wo ich Blumen für mein Kind hingestellt hatte, und sagte andächtig zu mir: »Mami, Bümchen für Gine!«

Einmal fragte er mich, ob »Gine« bald kommt. Ich zeigte nach oben und antwortete: »Regine ist im Himmel, sie ist für immer weg.«

Dann sah er mich traurig an und zeigte auf meinen Bauch. »Baby weg? Gine kommt nicht?«

Ich verneinte und sagte, dass sie weg sei. Dann zeigte er auf die Zeichnung, die ich von meiner Tochter gemacht hatte. So wie sie vielleicht mit zwei, drei Jahren ausgesehen hätte. Und er lispelte: »Mami, Gine ist sssssöööön!«

Ich fragte mich, ob mein Sohn fortan der einzige Mensch sein würde, der ohne Scheu, und vor allen Dingen von sich aus, mit mir über Regine sprechen würde.

Was ist nur mit unserer Gesellschaft los? Ist der Tod ein solches Tabuthema geworden?

Wenigstens das hatte ich aus ihrem sinnlosen Tod gelernt: dass das Sterben zum Leben gehört, dass man sich damit auseinander setzen muss – ohne Angst und ohne Scham. Es ist so selbstverständlich wie Tag und Nacht.

Ich kann nicht von mir behaupten, dass ich bis zu diesem Zeitpunkt wusste, wie ich mich Trauernden gegenüber verhalten sollte. Auch ich war nie fähig gewesen, den Schmerz über den Verlust nachzuvollziehen, und außer einem »Es tut mir sooo Leid ...« gab auch ich meistens nichts Gescheites von mir. Darum will ich meine Mitmenschen dafür gar nicht kritisieren, ich gebe lediglich meine gewonnene Erkenntnis wieder.

Ich konnte nicht glauben, dass mein Schicksal so ungewöhnlich sein sollte. Es musste doch mehr Frauen geben, deren Schwangerschaft auf so tragische Art und Weise geendet hatte.

In einer Elternzeitschrift schaltete ich in dieser Zeit eine Anzeige, in der ich andere Betroffene zum Erfahrungsaustausch suchte.

In den nächsten Wochen bekam ich tatsächlich über achtzig Zuschriften von verwaisten Müttern, die wie ich ein Baby während der Schwangerschaft verloren hatten oder aus medizinischen Gründen abtreiben mussten. Das gab mir große Kraft und linderte mein Gefühl der Einsamkeit.

All diese Frauen hatten die gleiche Leere und Verlassenheit gespürt. Einige hatten sich einen Therapeuten gesucht, andere versuchten den Schmerz einfach zu verdrängen und fühlten ihn nun durch meine Anzeige wieder besonders stark.

Wie ich herausfand, erfuhr keine Frau nach der Geburt des toten Kindes eine psychologische Nachsorge. Wie war das möglich? Es gibt überall Trauerkreise für Angehörige von Suizid-Opfern und Verkehrstoten. Es gibt in jeder Stadt Initiativen, die Eltern unterstützen, deren Kinder durch den plötzlichen Kindstod gestorben sind.

Es gibt Drogenberatungsstellen, Trauerkreise und Selbsthilfegruppen für Menschen, die einen Angehörigen durch Drogen verloren haben. Es gibt Krebsberatungsstellen, Nachsorge für Menschen, die ihre Angehörigen durch die grausame Krankheit verloren haben, aber es schien keine Anlaufstelle für glücklose Schwangerschaften zu existieren.

Als ich meine Tochter zur Welt bringen musste, ließ sich im Krankenhaus ja nicht mal ein Sozialarbeiter blicken.

Das Wissen um diesen Mangel in unserem sozialen System ließ mir keine Ruhe, und der Gedanke, selbst eine Anlaufstelle für Frauen zu gründen, deren Schwangerschaft so glücklos verlaufen war wie meine, nahm allmählich Gestalt an.

Mittlerweile hatte ich auch alles gelesen, was ich über Tot- und Fehlgeburten finden konnte. Ich hatte nicht viel Autobiografisches dabei entdeckt, jedoch in Hannah Lothrops Buch viel Trost gefunden. Diese wunderbare, einzigartige Frau hat zusammen mit Dr. Eldering aus dem Vinzenz-Pallotti-Hospital in Bensberg wahre Pionierarbeit auf dem Gebiet der Trauerbegleitung bei Tot- und Fehlgeburt geleistet. Ihr Tod hat mich zutiefst erschüttert.

KAPITEL 15

Regines erster Geburtstag rückte immer näher. Und ich hatte eine unerklärliche Angst davor.

Inzwischen habe ich die Erfahrung gemacht, dass alle verwaisten Eltern Angst vor diesem ersten Jahrestag haben. Angst, dass wir an diesem Tag den Tod unserer Kinder noch einmal dramatisch durchleben müssen. Das Trauerjahr nähert sich seinem Ende, und wir fürchten uns vor dem letzten Tag des Jahres, sind angespannt und unruhig.

Ich überlegte mir, dass ich diesen Tag besonders schön gestalten wollte. Es sollte mein Tag und der meines Kindes sein. Es war ein Samstag, und ich hatte ein festes Programm.

Morgens kaufte ich einen großen Blumenstrauß und stellte ihn auf die Fensterbank in meine »Regine-Ecke«. Gegen Mittag brachte ich meinen Sohn zu seinem Vater.

Dann fuhr ich zu Ben, meinem neuen Freund, den ich fünf Monate nach Regines Tod kennen gelernt hatte. Wir verbrachten den Nachmittag mit Spaziergängen, Kaffee trinken und Musik hören. Gegen fünf Uhr nachmittags fuhr ich nach Hause. Ich hatte beschlossen, die Geburtsstunde allein am Fenster in meiner Regine-Ecke zu verbringen und meines Kindes zu gedenken.

Auf dem Heimweg bekam ich plötzlich Unterleibsschmerzen, die langsam immer stärker wurden. Ich wusste, dass es keine Entzündung sein konnte. Prämenstruelle Symptome konnten es ebenfalls nicht sein.

Was geschah hier mit mir?

Erinnerte sich nun auch mein Körper an mein Kind und brachte mir in dieser Form die Geburtsschmerzen nahe, die ich vor einem Jahr durchlitten hatte?

War ich tatsächlich so labil, dass ich aus heiterem Himmel psychosomatische Symptome entwickelte?

Ich konnte mich nicht entspannen, denn die Schmerzen kamen immer häufiger und wurden immer heftiger. Wie Wehen, dachte ich erstaunt.

Schließlich legte ich mich auf die Couch, setzte meinen Walkman auf, hörte mir »You and I« von den Scorpions an und ließ meine Gedanken treiben.

Die Sehnsucht war unverändert stark, doch ich hatte sie akzeptiert. In diesem Jahr war der Mensch Friederike Rosenfeld ein anderer geworden. Die optimistische, humorvolle und positiv denkende Frau, die so gern lachte, gab es nicht mehr.

Eine andere Frau hatte ihren Platz eingenommen.

Diese Frau war zwar nach wie vor optimistisch und versuchte, jedem Schicksalsschlag eine positive Wende zu geben, doch das Lachen und die Sucht nach dem Leben waren ihr genommen worden.

Natürlich hatte ich in diesem Trauerjahr auch gelacht. Aber niemals ohne schlechtes Gewissen. Immer hatte ich das Gefühl gehabt, ich würde mein Kind verraten, wenn ich wieder Freude am Leben hätte.

Mein tägliches Lachen war durch stumme, lautlose Tränen ersetzt worden. Tränen, die anfangs unablässig liefen und später unerkannt blieben. Ich hatte gelernt, tränenlos zu weinen.

Ich verdrängte nichts, aber nach diesem ersten Geburtstag offenbarte ich meine Trauer nicht mehr. Natürlich überfielen mich auch hin und wieder Weinkrämpfe, doch ich sorgte immer dafür, dass ich dann allein war.

In den folgenden Jahren wurde es zum Ritual, dass ich an Regines Jahrestag von halb sechs bis sechs Uhr allein in meinem Zimmer blieb, »You and I« hörte und an mein Kind und die Stunde der Geburt dachte.

Die Pseudo-Wehen erlebte ich nur am ersten Geburtstag. Um Viertel vor sechs hörten die Schmerzen abrupt auf. Um 17.43 Uhr war Regine geboren.

Um sechs Uhr stellte ich den Walkman ab, zog mir mein bestes schwarzes Kleid an und fuhr zurück zu meinem Freund.

Wir hatten uns am frühen Abend mit meiner Freundin und ihrem neuen Bekannten zu einem Kinobesuch verabredet. »Knocking on heaven's door« mit Till Schweiger und Jan-Josef Liefers und dem unvergleichbaren Moritz Bleibtreu, die Tragikomödie um die beiden jungen Männer, die eine tödliche Krankheit in sich tragen und aus dem Krankenhaus fortlaufen, um sich die letzten Wochen ihres Lebens so schön wie möglich zu gestalten. Tod als Thema ...

Doch ich genoss den Film und dachte nur wenig an meine Tochter. Ein neues Jahr hatte begonnen, das Trauerjahr war vorbei, die Angst war einer großen Erleichterung gewichen.

An diesem Tag im April feierte ich den Jahreswechsel, meine eigene, persönliche Silvesterparty! Und aus diesem Grunde gingen wir vier nach dem Kino noch tanzen.

Ich hatte damit gerechnet, dass ich weinen, verzweifelt und unglücklich sein würde. Doch ich fühlte mich wie neu geboren!

Ich trank Sekt und spürte die Wirkung des Alkohols überhaupt nicht. Normalerweise brauche ich Alkohol nur anzusehen und bin bereits beschwipst.

In dieser Nacht trank ich mindestens vier Gläser und tanzte fast ununterbrochen.

Ben ließ sich von meiner Ausgelassenheit mitreißen. Um Mitternacht war er so anhänglich, dass er ständig meine Beine streichelte und mich unaufhörlich küsste.

»Ich will mit dir nach Hause, ich habe so eine Lust auf dich!«, flüsterte er mir schließlich ins Ohr.

Meine Freundin und ihr Partner hatten sowieso die Welt um sich herum vergessen und tanzten eng umschlungen.

Ben und ich verließen die Disco und fuhren mit dem Taxi zu ihm nach Hause.

KAPITEL 16

Ich hatte das erste Jahr geschafft und zog Bilanz.

Als ich nach Regines Geburt aus dem Krankenhaus entlassen wurde, hatte ich mich entsetzlich einsam gefühlt. Ich hatte aber auch die traurige Erfahrung gemacht, dass mein Schicksal keine Seltenheit war und dass es viele Frauen gab, die Hilfe brauchten.

Anfang Mai 1997 hatte ich das Gefühl, endlich »überm Berg zu sein«. Ich schaute wieder relativ optimistisch in die Zukunft.

Und daher drängte sich mir die Frage auf, ob der Tod meiner Tochter wirklich so sinnlos gewesen war? Angesichts der Tatsache, dass es dreitausend bis viertausend Totgeburten im Jahr in Deutschland gibt, müsste es doch in jeder Stadt auch eine Anlaufstelle geben, an die sich verwaiste Eltern wenden können.

Und auf einmal war mir die Mission klar, die ich zu erfüllen hatte, die Aufgabe, die mein totes Kind mir übertragen hatte: Ich musste so eine Anlaufstelle gründen!

Ein paar Tage dachte ich über einen passenden Namen nach. Er durfte nicht zu lang sein, sollte aber auf jeden Fall die richtige Zielgruppe erreichen.

So entstand zunächst die »Kontaktstelle Glücklose Schwangerschaft«.

Die Realisierung fiel mir relativ leicht. Ich wandte mich mit meinem Anliegen an die Regionalpresse, indem ich kurz mein Schicksal und meine Erfahrungen schilderte.

Kurze Zeit später rief mich eine Redakteurin eines Münsteraner Lokalblattes an, und wir vereinbarten einen Termin bei mir zu Hause. Eine junge große und schlanke, sehr attraktive Frau mit langen dunklen Haaren erschien, stellte sich vor und erzählte mir gleich, dass sie selbst vor ein paar Monaten eine Tochter bekommen und daher eine besondere Beziehung zu diesem Thema habe. Es sei ihr unvorstellbar, wie eine Frau mit dem Verlust ihres Babys zurechtkommen sollte.

Über eine Stunde saßen wir beisammen. Ich schilderte die Erfahrungen im Krankenhaus und meine Einsamkeit und Hilflosigkeit nach der Entlassung.

Als sie mich fragte, ob ich sicher sei, mit meiner Kontaktstelle eine Art Nachsorgelücke füllen zu können, erwähnte ich meinen Aufruf in der Elternzeitschrift und die überwältigende Resonanz aus ganz Deutschland.

»Keiner dieser Frauen konnte man im Krankenhaus auch nur eine Möglichkeit der Nachsorge nennen. Alle waren auf sich selbst gestellt und mussten sich eigenhändig um Hilfe bemühen, wobei das natürlich schwierig ist, wenn man bereits unter einer reaktiven Depression leidet. Dann unternimmt man gar nichts mehr und lässt auch in der Regel nicht zu, dass Angehörige einen zu einem Therapeuten bringen«, erklärte ich der Redakteurin.

»Wie stellen Sie sich Ihre Hilfe vor?«, wollte die Journalistin von mir wissen.

»Mein Angebot muss publik gemacht werden. Die Frauen müssen meinen Namen und meine Telefonnummer schon im Krankenhaus erhalten. Ich habe Faltblätter anfertigen lassen und an alle Kliniken und gynäkologischen Praxen geschickt. Ich denke, dass sich dieses Angebot im Lauf der Zeit herumsprechen wird.«

»Sie scheinen sich sehr sicher zu sein, dass es Ihnen

gelingen wird. Warum?«, fragte mich die junge Frau erstaunt.

»Ich habe es erlebt, den Tod, die Verzweiflung und die Isolation! Und ich bin bei viertausend Totgeburten im Jahr in großer Gesellschaft«, erklärte ich ohne zu zögern.

Die Redakteurin musste während unseres Gespräches einige Male sichtlich mit den Tränen kämpfen. Doch am Ende schien sie erleichtert, und ich hatte das Gefühl, als sei es für sie eine besondere und wichtige Aufgabe, mir bei der Gründung der Kontaktstelle zu helfen.

Am übernächsten Tag, einem Samstag, erschien ein groß aufgemachter Artikel in der Regionalpresse. Schon am Morgen erhielt ich einige Anrufe, und auch in den nächsten Tagen wandten sich betroffene Frauen an mich sowie zwei weitere Journalisten.

Mittlerweile hatte ich mir auch ein Handy zugelegt, weil ich die Erfahrung machte, dass viele Frauen resignierten, wenn sie mich nicht gleich erreichten, und dann den Mut für einen zweiten Anruf nicht mehr aufbrachten. So sagte ich auf meinem Anrufbeantworter meine Handy-Nummer an und war auf diese Weise fast immer zu erreichen.

Natürlich zog diese ständige Erreichbarkeit, die ich gewährleisten wollte, auch hin und wieder Probleme nach sich. Ich bekam Handy-Anrufe am Arbeitsplatz, im Sprechzimmer meines Arztes oder zu irgendeinem anderen völlig ungünstigen Zeitpunkt.

Gelegentlich habe ich erlebt, dass Frauen beleidigt waren, wenn ich um Verständnis bat, dass ich im Moment nicht lange sprechen konnte, aber selbstverständlich am Abend zurückrufen würde.

Meine Arbeit wurde sehr schnell umfangreich, und allmählich bereitete mir die Finanzierung Sorgen. Noch hatte ich nur eine Halbtagsstelle und lebte sehr bescheiden.

Ich erkundigte mich nach finanzieller Unterstützung bei der Stadt Münster. Immerhin hatte das Frauenbüro meine Kontaktstelle als eine längst überfällige und begrüßenswerte Einrichtung akzeptiert.

Ich wandte mich an den Vorsitzenden der Stiftungsstelle Siverdes und bat um einen Termin. Wenige Tage später empfing mich Herr Paul Claahsen in seinem Büro im Stadthaus.

Ich hatte einige Faltblätter und Visitenkarten mitgebracht und trug nun mein Anliegen vor. Herr Claahsen hörte interessiert zu und unterbrach mich nicht.

Am Ende des Gespräches erklärte er mir, dass normalerweise nur Selbsthilfegruppen beziehungsweise Vereine ein Recht auf finanzielle Unterstützung hätten. Es sagte aber auch, dass er nun genügend Material habe, um durchzusetzen, dass ich als Einzelperson eine Finanzspritze bekommen könnte.

Er hatte Recht. Ich bekam sie und konnte damit vorerst meine Unkosten für das Herstellen von Faltblättern, für Porto und stundenlange Telefonate, auch Ferngespräche, decken.

KAPITEL 17

Seit Regines Tod waren genau zweiundzwanzig Monate vergangen, als in mir auf einmal der Wunsch entstand, herauszufinden, woran sie gestorben war.

Was war die Todesursache gewesen?

Damals, als ich in den Wehen gelegen hatte und mein totes Kind gebären musste, war es mir unbedeutend erschienen; doch im Februar 1998, als ich in einer großen überregionalen Zeitung einen kritischen Artikel über die Chorionzottenbiopsie las, wollte ich plötzlich unbedingt wissen, ob diese Untersuchung, die ich am 26. Februar 1996 selbst hatte durchführen lassen, vielleicht mitverantwortlich für den Tod meiner Tochter gewesen war.

Dieses Datum hatte sich mir eingeprägt, denn es hatte nach zwei Wochen Ungewissheit und Bangen die Diagnose gebracht, dass ich ein gesundes Mädchen erwartete.

Wie hatte ich mich damals gefreut! Ich hatte begonnen, Pläne für uns drei zu schmieden: für Julian, Regine und mich. Und die Angst, die ich vor der Untersuchung verspürt hatte, war wie vergessen gewesen. Schließlich war ja alles gut gegangen und das Ergebnis das beste, das ich mir nur wünschen konnte.

War bei der Chorionzottenbiopsie doch etwas schief gegangen?

Viele Frauen, die ich betreut und beraten habe, hatten große Vorbehalte gegenüber der Pränataldiagnostik gehabt, die sowieso ein ständiger Brennpunkt zu sein schien.

Schließlich erbat ich von Dr. Horwarth den Krankenhausbefund. Ich wartete einige Wochen, doch man schickte ihn mir nicht zu. Also fuhr ich in die Praxis und ließ ihn mir fotokopieren. Es handelte sich lediglich um den OP-Bericht von der Ausschabung nach Regines Geburt. Dort stand etwas von »hämorrhagisch durchsetztem Choriongewebe«.

Ich schlug die Begriffe im Pschyrembel nach, konnte aber keine exakte Übersetzung dafür finden. Ungefähr hieß es wohl: Das Chorionzottengewebe war voller Blutergüsse. Was war passiert?

Ich wollte es unbedingt herausfinden.

Ich rief in dem pathologischen Institut an, wo Regine damals untersucht worden war. Sie reagierten sehr freundlich, was mich überraschte. Immerhin war es schon zwei Jahre her. Dennoch schien es nicht ungewöhnlich zu sein, dass sich jemand so viel später noch meldete.

Die Sekretärin erklärte mir, sie werde sich um den Fall kümmern und sich wieder bei mir melden.

Bereits eine Stunde später klingelte mein Handy, während ich mich gerade in einem Getränkemarkt befand.

Der Professor des Institutes war selbst am Apparat. Und was ich nun erfuhr, begriff ich erst ganze vierundzwanzig Stunden später.

Man hatte meine Tochter doch obduzieren lassen.

Gegen meine ausdrückliche Anordnung hatte man ihren kleinen Körper zerschnitten.

Der Professor zeigte sich sehr einfühlsam. »Wenn Sie zwei Jahre später noch nach einer Antwort suchen, liebe Frau Rosenfeld, dann frage ich mich, warum Ihr Kind nicht beerdigt worden ist? Ich kann mich an Ihre Tochter gut erinnern, ein kleines Mädchen, das ich eigenhändig obduzieren musste. Glauben Sie mir, das geht mir immer noch sehr nahe, wenn ich so ein winziges Menschenkind vor mir habe ...«

Ich kämpfte mit den Tränen, ohne zu begreifen, was dieser Mann mir da gerade erzählte.

Er hatte meine Regine aufgeschnitten, ihren kleinen Körper aufgemacht, durchsucht, die Schädeldecke abgenommen, das Herz und alle inneren Organe herausgenommen.

»Was war die Todesursache? Etwa die Chorionzottenbiopsie? Ich habe etwas von ›hämorraghisch durchsetzter Plazenta‹* gelesen.«

»Ich kann dazu nichts sagen. Wenn die Untersuchung zum Tod geführt hätte, wäre es sofort danach zur Fehlgeburt gekommen, aber nicht erst so viele Wochen später. Doch ausschließen kann ich es nicht mit hundertprozentiger Sicherheit, und auch zur Pränataldiagnostik werde ich mich nicht äußern. Nehmen Sie es als Schicksalsschlag an. So wie manche Kinder mit sechs Fingern an einer Hand geboren werden, ist Ihr Kind zu früh verstorben. Man findet nur sehr selten die Todesursache!«

»Wie ist sie gestorben? Ich meine, musste sie leiden?«

»Sie ist quasi erstickt. Aber ich kann Ihnen nicht sagen, was ein Kind im Mutterleib in diesem Stadium mitbekommt. Sie hätten Sie beerdigen lassen sollen. Warum haben Sie das nicht getan?«, fragte er wieder.

»Man erklärte mir im Krankenhaus, es sei nicht üblich. Ich lag in den Presswehen, als sie mich darauf ansprachen, da war ich kaum zurechnungsfähig.«

»Ach, es ist immer wieder dasselbe!«, klagte der Professor. »Ich sage immer, man soll die Kinder begraben, egal, wie winzig sie sind. Aber wenn sie erst einmal bei mir sind,

---

* Blutungen, im Sinne von zerrissenen Gefäßen wie z. B. Blutergüsse, med. Hämatome

ist es meist zu spät. Den Weg muss der behandelnde Arzt aufzeigen.«

Wie Recht der Mann doch hatte!

Er bot mir an, den Obduktionsbefund zu faxen. Als ich nach Hause kam, lag der Bericht schon da.

Ich saß zusammengekauert mit dem Befund vor meinem Bett auf dem Boden, als Ben nach Hause kam. Ich zeigte ihm das Fax.

»Sie ist ja doch obduziert worden, das wolltest du doch nicht?«, stellte er fest.

Ich begriff es immer noch nicht. Den ganzen Abend und die halbe Nacht beschäftigte mich der Gedanke, ob Regine gelitten hatte.

Immer und immer wieder sah ich mir das Foto an, die Polaroid-Aufnahme, die schon ziemlich verblasst war. Doch meine Erinnerung an die wenigen Minuten mit meinem toten Kind war klar.

Nein, sie hatte nicht gelitten. Sie sah friedlich und entspannt aus. Sie war nicht qualvoll erstickt.

Sie hatte einfach aufgehört zu leben ...

KAPITEL 18

Im Spätsommer 1998, ungefähr achtzehn Monate nach Gründung der Anlaufstelle, ließ ich sie in »Kontaktstelle *Sternschnuppe* – Glücklose Schwangerschaft« umtaufen.

Im Mai hatte ich mit Hilfe der Münsteraner Informations- und Kontaktstelle für Selbsthilfegruppen »MIKS« meine Selbsthilfegruppe eingerichtet. Ich hatte mich mit zwei Mitarbeiterinnen der MIKS getroffen und mein Konzept durchgesprochen.

Kurz darauf machte die MIKS in Krankenhäusern, gynäkologischen Praxen und in der Presse auf die Gründung der Selbsthilfegruppe aufmerksam.

Durch meine Beratungstätigkeit hatte ich einige Frauen kennen gelernt, die an regelmäßigen Treffen interessiert waren. Nun fehlte uns nur noch ein Raum, in dem wir uns ungestört treffen konnten.

Ich wandte mich an den evangelischen Pfarrer Stephan Kreutz, der mir vor einiger Zeit Hilfe im Zusammenhang mit meiner Kontaktstelle zugesagt hatte. Spontan bot er mir einen Raum im Pfarrheim an. Ich bekam einen Schlüssel, und wir legten den ersten Freitagabend im Monat fest.

Von Anfang an bemühte ich mich, die Gespräche lediglich zu moderieren und wenig von mir selbst zu erzählen.

Natürlich stellte man mir viele Fragen, denn ich war für die meisten diejenige, die »es« geschafft hatte, also die Trauer überwunden und sogar noch etwas aus dem Tod des Kindes geschaffen hatte.

Sehr häufig bekomme ich auch heute noch verwundert die Frage gestellt: »Wie schaffst du das alles?«

Bei dieser Frage gestehe ich immer unverhohlen meine Schwächen und Zusammenbrüche ein, damit bei den verwaisten Eltern nicht der Eindruck entsteht, ich sei eine Art »Überfrau« und sie selbst weit davon entfernt, jemals die Trauer um ihr totes Kind verarbeiten zu können.

Die Selbsthilfegruppe aufrecht zu halten war oftmals nicht so einfach. Zu häufig wechselten die Anwesenden, teilweise war die Gruppe zu groß, teilweise zu klein.

Wurde eine Frau wieder schwanger, traute sie sich nicht mehr, in die Gruppe zu kommen, andere hingegen blieben fern, weil es ihnen zu wehtat, auf den sich rundenden Bauch der anderen zu schauen.

Väter besuchten meine Gruppe sowieso nur selten.

Ich habe zwar immer reichlich Anrufe von trauernden Müttern erhalten, doch die Bereitschaft zur regelmäßigen Teilnahme an einer Selbsthilfegruppe war auf lange Zeit gesehen eher gering. Die Angst vor der aktiven Auseinandersetzung mit den eigenen Gefühlen schien einfach zu groß zu sein. Zu wissen, heute Abend muss ich wieder daran denken, darüber sprechen, andere Schicksale erleben, Tränen sehen und selbst weinen, lässt die meisten Frauen irgendwann Abstand davon nehmen.

Die Väter der toten Babys scheinen eine andere Form der Verarbeitung zu haben. Sie stürzen sich oft schon kurze Zeit nach dem Verlust des Kindes in Arbeit und sind nur noch selten zu Hause. Die Mutter ist häufig noch krank geschrieben beziehungsweise im Mutterschutz und läuft Tag für Tag durch die Wohnung, die in den meisten Fällen schon auf den Empfang für das Neugeborene vorbereitet ist.

Ungezählte Beziehungen gehen durch den Verlust eines Kindes in die Brüche oder geraten zumindest für längere

Zeit in eine schwere Krise. Die Tränen der Frau, die auch noch nach Monaten spontan vergossen werden, sind für den Mann in vielen Fällen unbegreiflich. Er erstarrt an der Machtlosigkeit, seiner Frau zu helfen.

Wenn das Baby stirbt, kümmert sich der Mann meist erst sehr intensiv um seine Frau, wohl wissend, dass es für sie viel schrecklicher sein muss, da sie das Kind lebend und – in vielen Fällen – auch tot in sich trug und vom ihm entbunden wurde.

Auch im Krankenhaus richtet sich die Betreuung in der Hauptsache auf die Mutter. Der Vater steht mit seiner Trauer am Rande. Dabei muss er die Familie und Bekannten informieren.

Während die Frau noch in der Klinik liegt, sitzt er abends allein zu Hause und stellt sich vor, wie es wird, wenn seine Frau ohne Kind nach Hause kommt.

Die erste Nacht nach dem Tod des Kindes verbringt der Vater in der Regel ganz allein zu Hause. Spätestens dann spürt er die Isolation. Er ist nur eine Randfigur in diesem Drama.

Wenn die Betreuung optimal läuft, wird man der Frau Gespräche anbieten und die Möglichkeit einräumen, ihr verstorbenes Kind noch einmal zu sehen.

Liegt sie in einem Krankenhaus, wo man dem Tod im Mutterleib noch keine Bedeutung beimisst, muss auch hier der Vater stark sein, seine Frau auffangen und so schnell wie möglich aus der Klinik holen. Es bleibt ihm keine Zeit für die eigene Trauer. Er bekommt nicht die Chance, sie zuzulassen.

Die Traurigkeit um den Verlust des Kindes schließt er irgendwo tief in sich ein und geht wie jeden Tag wieder zur Arbeit, zum Sport und sonstigen Aktivitäten. Seine Welt dreht sich wie gewohnt weiter. Die der Mutter nicht.

Der Mann kommt abends nach Hause und findet seine Frau verändert vor. Anfangs hat er Verständnis und versucht, sie zu trösten, animiert sie zum Reden und Weinen. Nach ein paar Wochen jedoch fühlt er sich von ihrer Traurigkeit und Verzweiflung bedroht. Er kann es nicht mehr nachvollziehen.

Mir klingt heute noch die Frage eines anwesenden Vaters in der Selbsthilfegruppe in den Ohren, der seine zutiefst verzweifelte Frau ein paar Monate nach dem Tod des Babys in der Gruppe fragte: »Wic lange willst du dem Kind denn noch hinterhertrauern?«

Sie können nichts dafür, von Anfang an werden sie in die Rolle der Statisten gedrängt: die vergessenen Väter.

KAPITEL 19

Am 31. Juli 1998 erfuhr ich, dass ich wieder schwanger war.

Ich war vierzig Jahre alt und dachte zunächst, ich sei in die Wechseljahre gekommen.

Wie heiß ersehnt dieses Kind war, erlebte ich in dem Moment, als der Schwangerschaftstest positiv ausfiel.

Die Welt blieb für ein paar Sekunden stehen, ich finde keine Worte für dieses Gefühl der Dankbarkeit, das mich in diesem Augenblick durchströmte.

Ich fuhr nach Hause, nahm Ben an die Hand und sagte:

»Komm mit, ich bin schwanger!«

Wir fuhren zum Arzt, Ben saß ganz dicht bei mir, zitterte genau wie ich, hielt meine Hand fest und war genauso leichenblass wie ich. Ich sah ihn von der Seite an und dachte immer wieder, wie wunderschön es sei, dass ich von diesem Mann, den ich glaubte, über alles zu lieben, ein Kind erwartete.

Zwei Tage später hatte ich eine leichte Blutung.

Es war Wochenende, und ich legte mich ins Bett.

Am Montag war die Blutung vorbei, und ich ging zur Arbeit.

Doch schon am Dienstag spürte ich, dass »etwas« nicht stimmte. Abends stand ein Arzttermin an.

Ich hatte gerade den Gynäkologen gewechselt, weil Dr. Horwarths Praxis in den letzten Monaten so überlaufen und er als operierender Arzt sehr schwer zu erreichen war.

Dr. Mebus sah im Ultraschallbild rein gar nichts und runzelte bedenklich die Stirn. »Sie sind rechnerisch in der sechsten Woche. Da stimmt etwas nicht, oder der Zyklus hat sich verschoben!«

»Ich war Mitte des Zyklus bei meinem ehemaligen Arzt, weil ich eine Entzündung an der Gebärmutter hatte. Er hatte noch gesagt, dass er keinen Follikel sehen könne und die Ovulation vorbei sei. Außerdem verschiebt sich mein Zyklus nie, ich bin pünktlich wie eine Eieruhr!«

Ich stürzte in ein tiefes Loch.

Dr. Mebus schlug vor, Beta-HCG zu bestimmen. Wir sollten in zwei Tagen wiederkommen.

Ich weinte den ganzen Abend, stritt mich schrecklich mit Ben und versuchte schließlich in der Badewanne, mir die Pulsadern aufzuschneiden.

Ben riss mir wütend die spitze Schere aus der Hand und schrie mich an. Er hatte ja Recht, aber ich sah keine Möglichkeit für mich, weiterzuleben. Durch den Verlust dieser jungen Schwangerschaft hatte die Trauer um meine Tochter wieder völlig von mir Besitz ergriffen.

Ich dachte darüber nach, wie quälend-mühsam ich die Jahre nach dem Tod meiner Tochter hinter mich gebracht hatte. Durch ihren Tod war der Morbus Bechterew noch stärker ausgebrochen und hatte mir kaum eine schmerzfreie Stunde gelassen.

Im Laufe des Mittwochs fand ich mich damit ab, dass es kein drittes Baby geben würde.

Doch am Donnerstagmorgen sprach mein Körper eine andere Sprache. Meine Brüste spannten, ich litt unter Übelkeit und Kreislaufschwäche.

Mittags rief ich Ben an und erklärte ihm, dass ich sicher sei, das Baby würde leben. Der Arzt bestätigte dies, denn der Beta-HCG-Wert ließ auf die fünfte Woche schließen.

Mein Zyklus hatte sich tatsächlich verschoben gehabt, was vermutlich auf den gerade verlebten Nordsee-Urlaub zurückzuführen war.

Nun begann ich, mich auf viele Wochen des Bangens, der Unsicherheit, der unbegründeten Ängste einzustellen. Ich versuchte, mich zu freuen, positiv zu denken, doch es gelang mir nur sehr selten.

Regines Tod war noch zu nah.

Am Montag darauf setzten abends Blutungen ein, doch die ärztliche Untersuchung ergab keine Auffälligkeiten. Der Gynäkologe verordnete Bettruhe und Gestagen. Diese Therapie war mir von meiner letzten Schwangerschaft noch vertraut.

Ich ging nun immer mit rasendem Herzklopfen zur Toilette, mitunter war ich richtig hysterisch vor Angst.

Ben hatte es sehr schwer mit mir. Ich war völlig zerrissen, mal anlehnungsbedürftig, Schutz suchend und weinerlich wie ein kleines Kind, mal aggressiv, boshaft und verletzend. Ich erkannte mich selbst nicht wieder.

Ich wusste aus Erfahrung, dass sich Gestagen immer sehr fatal auf meinen Gemütszustand auswirkt, doch dazu kam die Angst um mein Baby, die mir schier den Verstand raubte.

Als die Blutungen aufhörten, wurde ich wieder halbwegs »normal«. Ich lag nun bald zwei Wochen zu Hause, doch die Blutwerte waren immer in Ordnung. Es gab keinen Grund, am glücklichen Ausgang dieser Schwangerschaft zu zweifeln.

Nach drei Wochen Schwangerschaft hatte ich mittags plötzlich wieder eine kleine Blutung. In diesem Moment wusste ich, dass ich auch dieses Baby verloren hatte. Es war Mittwoch, der 19. August 1998. Ich erreichte Dr. Mebus nicht.

Seine Frau riet mir, ins Krankenhaus zu gehen oder zu warten, bis er sich gegen Abend bei mir melden würde.

Ich hatte Mühe, Ben ausfindig zu machen, der mit Kollegen des Betriebsrates tagte und sich nun auch noch in der Mittagspause in irgendeinem Lokal befand.

Es war zwei Uhr nachmittags. Um Viertel nach zwei sollte ich Julian vom Kindergarten abholen. In Panik rief ich Frank an. Ich war so durcheinander, dass ich ihm von der verlorenen Schwangerschaft erzählte.

»Komm her, hol Julians Sachen ab, nimm ihn mit, solange es nötig ist«, bat ich ihn.

Eine halbe Stunde später verabschiedete ich mich heulend von Julian und gab ihn in die Obhut meines Ex-Freundes, der sehr betroffen schien.

Ben hatte sich endlich gemeldet. Er brach sofort seine Tagung ab und eilte nach Hause. Als er abgehetzt zur Tür hereinkam, lag ich auf dem Bett. Ich war ganz ruhig und hatte die Hände über meinem Bauch gefaltet.

»Was ist?«, fragte er.

»Ich nehme Abschied!«

Nie werde ich das ungläubige Entsetzen in seinem Gesicht vergessen. »Nein, du irrst dich!«

Ich schüttelte den Kopf.

»Aber warum denn?«

»Ich weiß es!«

Ich sah ihm an, dass er mir glaubte.

Dann beschlossen wir, ins Krankenhaus zu fahren, in dasselbe Krankenhaus, in dem ich Regine entbunden hatte. Ich weiß nicht, warum wir uns für diese Klinik entschieden; es war ein großer Fehler. Der lange Weg vom Parkplatz zum Krankenhaus ... Wieder schien die Sonne, wieder war ich unendlich müde und hatte grausame Rückenschmerzen. Das bedrohliche Wiedererkennen: der lange Flur zum Fahrstuhl, die Enge im Aufzug, die Angst zu kollabieren ... Kalter Schweiß trat mir auf die Stirn. Das Schild: Station 5A.

Wieder kam sofort eine freundliche, mild lächelnde Schwester auf mich zu. »Ich lege Sie erst einmal ins Bett!«

Ich erklärte ihr, dass ich lediglich eine Diagnose wünschte, aber sicherlich nicht bleiben würde.

Eine unerträgliche Wartezeit begann. Ich saß wie eine Schwerkranke in einem Rollstuhl und starrte eine Ewigkeit auf denselben Untersuchungsraum, in dem ich unzählige Male mit der toten Regine und ohne sie gesessen hatte.

Schräg hinter mir befand sich das Zimmer, in dem ich damals gelegen hatte. Nummer 565.

Regine war wieder ganz nah, unerträglich war der Schmerz, und die Sehnsucht nach ihr schien mich aufzufressen. Ben hielt meine Hand. Ein Stück Wirklichkeit, Trost, den ich damals nicht erfahren durfte. Die Wärme seiner Hand tat mir gut. Ich konzentrierte mich schließlich nur noch auf den Körperkontakt zwischen ihm und mir. Er hielt mich fest, und ich wusste, dass ich diesmal nicht allein sein würde.

Allein war ich allerdings mit meinem Déjà-vu-Erlebnis in dieser Klinik. Nach einer halben Ewigkeit fragte Ben die Schwester, wann denn nun ein Arzt käme, doch sie konnte uns keine Antwort darauf geben. Ich bat um meinen Mutterpass und verließ an Bens Hand die Klinik wieder. Er brachte mich den langen Weg zurück, den ich schon einmal so unsagbar einsam gegangen war. Ohne meine Regine, ohne ihren Vater, der niemals bereit gewesen war, meine Hand zu halten.

Auf dem Weg zurück zum Auto hatte ich eine überdurchschnittliche Wahrnehmung. Ich nahm jede Kleinigkeit wahr und wusste genau, dass ich auch dieses Mal wieder alles aufschreiben musste. So wie ich Regines Biografie niedergeschrieben hatte.

Wir waren gerade erst zu Hause, als Dr. Mebus anrief und mich gleich in die Praxis bestellte.

Das Ultraschallbild brachte die grausame Wahrheit ans Licht. Die Fruchthöhle war gewachsen, aber es gab keinen Herzschlag mehr. Ich war nun rechnerisch mindestens in der siebten Woche.

»Warum sieht man den Herzschlag nicht?«, fragte ich angstvoll.

»Moment, ich schau mal in Ihre Unterlagen.«

Der Arzt setzte sich an den Computer. Ben und ich standen vor ihm, Ben hatte seinen Arm fest um mich gelegt.

»Gehen Sie sofort ins Krankenhaus.«

»Bestimmt nicht«, erwiderte ich fest.

»Aber Sie haben Recht, man müsste den Herzschlag sehen. Die Schwangerschaft ist nicht in Ordnung.«

»Die Ausschabung soll ambulant gemacht werden«, entschied ich, »Ich rufe Dr. Horwarth an.«

»Bitte, wenn Sie es so wollen.«

»Sie können es auch machen, das ist mir egal, aber ich gehe nicht mehr in dieses oder irgendein anderes Krankenhaus. Das ist doch nur ein kleiner Eingriff!«

Er überlegte. »Ich kann es in dieser Woche nicht mehr machen, es sollte aber so schnell wie möglich passieren.«

Er suchte die Telefonnummer von Dr. Horwarth, erreichte aber niemanden, es war schließlich später Mittwochnachmittag.

»Ich rufe Dr. Horwarth morgen an und gebe Ihnen dann sofort Bescheid. Nun fahren Sie erst einmal nach Hause.«

Inzwischen hatte ich einen Weinkrampf bekommen, klammerte mich schluchzend an Ben, der mir sanft übers Haar strich.

Ich brachte kaum noch einen Ton heraus.

Ben bedankte sich beim Arzt und fuhr mich nach Hause.

Die nächsten Stunden hatten etwas Unwirkliches. Ich empfand es als enorme Bedrohung, dass ich wieder den Tod in mir trug, so klein er auch dieses Mal war.

Schließlich beschlossen wir, noch einmal in die Stadt zu fahren. Ich hielt es in der Wohnung nicht aus. Wir nahmen Bens Vespa. Ich hatte sämtliche Telefonnummern von Dr. Horwarth in meinem Handy gespeichert und versuchte wiederholt, ihn zu erreichen. Ich weiß nicht, warum es mir so wichtig war, dass ausgerechnet er die Ausschabung vornahm.

Wie in Trance lief ich an Bens Hand durch die Stadt, sah mir die Auslagen der Geschäften an, kaufte mir mein Lieblingsparfüm zu einem sündhaft teuren Preis und erstand noch eine neue Sonnenbrille.

Schließlich sah ich in einem Straßencafé durch Zufall Dr. Horwarth, der dort mit einer Frau und einem jungen Mann saß. Ich ging sofort auf ihn zu, er strahlte mich an.

Als ich vor ihm stand, verschwand sein Lächeln. Ich klärte ihn kurz auf.

Er bot mir einen Termin zu den nötigen Voruntersuchungen am nächsten Tag an. Den Eingriff werde er übermorgen machen, versprach er.

Der Abend ging irgendwie vorbei. Ich trank zwei Gläser Sekt mit Saft und spürte sofort die einschläfernde Wirkung des Alkohols. Lange saßen wir eng nebeneinander auf Bens Couch, und ich erzählte ein wenig von den Problemen, die ich mit Frank hatte, als ich mit Julian schwanger war, und von den ersten Monaten nach seiner Geburt, als ich mir noch einbildete, diese Beziehung sei noch zu retten.

Ich erzählte Ben auch endlich die furchtbaren Einzelheiten meiner verpfuschten Abtreibung. Und ich sagte ihm, dass ich ihn durch dieses, unser gemeinsames tragisches Erlebnis noch mehr lieben würde und mich in dieser Stunde ganz stark mit ihm verbunden fühlte. Ein Gefühl, das ich in unserer Partnerschaft ansonsten immer sehr schmerzlich vermisst hatte.

Die Nacht kam, Ben schlief schließlich ein, und ich geisterte durch die Wohnung. Es war schon nach zwei Uhr, als ich mich schließlich zu ihm legte.

Plötzlich schüttelte mich ein Wcinkrampf, wie ich es noch nie zuvor erlebt hatte. Ich kam nicht mehr heraus, ich schluchzte ununterbrochen, krampfte mich zusammen und steigerte mich schließlich in eine Hyperventilation. Ich versuchte mit allen Kräften, ruhig zu werden, doch es gelang mir nicht.

Ben riss mich aus dem Bett, schleifte mich durch die Wohnung, schlug mir immer wieder ins Gesicht. Er erreichte nichts. Er schrie auf mich ein, schließlich versuchte er sogar, mich zu beatmen.

Ich weiß nicht, wie lange dieser Zustand andauerte, bis ich ihm irgendwie klarmachen konnte, er solle mir eine Plastiktüte bringen.

Erstaunt sah er zu, wie ich mir die Tüte über den Kopf zog. Ganz allmählich normalisierte sich meine Atmung wieder. Danach schlief ich erschöpft für zwei Stunden ein.

Am nächsten Morgen fuhren wir zu unserem gemeinsamen Hausarzt, und Ben erhielt eine Arbeitsunfähigkeitsbescheinigung für den Rest der Woche. Dort hatte ich wieder einen heftigen Weinkrampf. Ich hatte mir so fest vorgenommen, mich zu beherrschen, doch wieder einmal brach ich völlig zusammen.

Am Nachmittag fanden wir uns bei Dr. Horwarth ein.

Ich bat ihn, kommentarlos zu tun, was er tun müsse. Ich wollte mir weder das Ultraschallbild ansehen müssen noch irgendwelche Erklärungen hören. Er nickte verständnisvoll.

Mein OP-Termin war am nächsten Morgen um acht Uhr. Ich brachte noch die Untersuchungen in der Anästhesiepraxis hinter mich. Es sollte meine fünfte OP bei Dr. Horwarth werden und meine elfte bei diesem Anästhesisten, dem ich schon seit Jahren Aufklärungsgespräche und dergleichen ersparte.

Zum ersten Mal ließ ich mir ein Beruhigungsmittel geben. Ich hatte es immer abgelehnt, weil ich nie Angst vor den Eingriffen hatte.

In dieser Nacht schlief ich dank des Mittels fest. Doch mit dem Klingeln des Weckers kamen auch die Tränen zurück.

In der Tagesklinik kannte man mich, alle begrüßten mich freundlich, doch ich konnte nur einen leisen Gruß murmeln.

Das Anlegen der Narkosenadel erwies sich als äußerst schwierig. Zu zweit mühte man sich ab, fand schließlich eine dünne Vene, spritzte mir Lidocain, damit das Betäubungsmittel nicht so schmerzen würde.

Der Anästhesist, den ich sonst immer fröhlich begrüßte, fand mich dieses Mal verkrampft und heulend auf dem OP-Tisch liegen. Er warf einen Blick ins Protokoll und spritzte umgehend die Narkose. Das Mittel schmerzte so heftig in der porösen Vene, dass ich dachte, mir würde der Arm abgerissen. Laut weinend fiel ich in den Narkoseschlaf. Und weinend wachte ich auch wieder auf, mit heftigen Unterleibsschmerzen.

Eine OP-Schwester kam und stellte fest, dass der Tropf mit dem Schmerzmittel nicht richtig arbeitete, weil die Vene nun endgültig ihren Dienst zu versagen schien. Als die

Infusion lief, wurde mir von dem Medikament übel. Ich ließ den Tropf abstellen.

Ben war inzwischen da, er streichelte mich, wischte meine Tränen ab, und es tat gut, dass er da war.

Irgendwann kam Dr. Horwarth und kommentierte den Eingriff mit den Worten: »Es war nichts Besonderes.«

Es waren einundzwanzig Tage Leben: einzigartig, geliebt, behütet und schmerzhaft wieder verloren.

Einundzwanzig Tage, dic genauso bedeutend waren wie die neunzehn Wochen mit Regine und wie es das Leben meines vierjährigen Sohnes ist.

Die Ausschabung – Kürettage – wurde am Freitag, den 21. 08. 98, vorgenommen.

Am Dienstag darauf ging ich wieder ins Büro, weil ich dachte, die Arbeit würde mir über den Verlust hinweghelfen. Doch die eisige Atmosphäre unter den Kollegen setzte mir furchtbar zu. Ich hatte 14 Tage gefehlt, und das nahm man mir übel. Kein Wort der Anteilnahme, ein knapp gemurmeltes »Morgen« von Seiten meiner Chefs war alles, was mich bei meiner Rückkehr erwartete. Ansonsten wurde ich reichlich mit Arbeit versorgt, die wie immer ausgesprochen dringend war.

Ich erledigte meine Pflichten wie eine Maschine, doch ich litt unter der Kälte der Menschen um mich herum, für die ich mich bislang so sehr engagiert hatte und die ich im Grunde sehr mochte.

An diesem Vormittag funktionierte ich wie ein Roboter. Ben rief mich zwei- oder dreimal an, ich war den Tränen nahe, und er fragte mich sogar, ob er mit meinem Seniorchef sprechen solle. Beim letzten Telefonat mit Ben weinte ich nur noch.

Um dreizehn Uhr verließ ich mit einem leisen Gruß das Büro.

Keiner hob den Kopf, aber ich hörte irgendwo eine Erwiderung.

Die Stunde mit meinem Therapeuten am Nachmittag erlebte ich wie in Trance. Ich fühlte mich innerlich leer, als wäre ich in sanften Nebel gehüllt. Aus der Ferne hörte ich seine Stimme, und meine eigene klang fremdartig in meinen Ohren.

Auch den Rest des Tages erlebte ich wie in einem verworrenen Traum.

Bens Umarmungen wärmten mich nicht mehr wie in den vergangenen Tagen. Als wir abends im Bett lagen, hatte ich das Gefühl, mit ihm schlafen zu müssen. Doch es war nicht so wie vor der Fehlgeburt. Ständig dachte ich an die Ausschabung und hatte auf einmal die große Befürchtung, dass es nie mehr so sein würde wie früher.

In der Nacht rief mich ein dünnes Kinderstimmchen: »Mami, komm zu mir, Mami, komm, ich bin so allein!«

Ich wachte auf und fühlte Angstschweiß in meinem Gesicht. Ich kroch ganz dicht an Ben heran, er hielt mich fest, doch die Angst blieb. Sollte wieder alles so sein wie mit Regine?

Diese furchtbaren Albträume, Angst am Tage und in der Nacht? Angst vor Menschen, Angst vor dem Alleinsein, Angst vor dem Arbeitgeber, Angst, die mein Leben bestimmt und mich zermürbt?

Der Mittwochmorgen kündigte sich mit einem heftigen Bechterew-Anfall an. Ich geriet regelrecht in Panik, als ich spürte, wie mir die Schmerzen im Brustbein wieder mal den Atem nahmen.

Nein, nur nicht wieder wochenlange Qualen und immer

nur weiße Kittel sehen! Ich nahm Tropfen gegen die akuten Schmerzen und beruhigte mich weitgehend, als mit der Wirkung des Mittels auch die Bedrohung durch den Schmerz von mir wich.

Mittwochs habe ich immer frei und hatte an diesem Vormittag einen Termin bei einem Neurologen, weil ich eine Verlängerung für meine Therapie benötigte.

Ich kannte diesen Arzt bereits und hatte Vertrauen zu ihm und in seine ärztlichen Fähigkeiten. Doch ich erlebte mich selbst wieder wie eine Fremde.

Wieder fror ich, fühlte diese entsetzliche Leere in mir und spürte, dass mein Verhalten den Arzt beunruhigte.

Er schlug mir eine stationäre Therapie zur Trauerbewältigung vor. Doch ich lehnte ab.

Ich fuhr nach Hause, hielt unterwegs in einem Supermarkt, um etwas einzukaufen. An der Kasse stellte ich fest, dass mir mein Portemonnaie mit fast vierhundert Mark gestohlen worden war.

Weinend rief ich Ben an. Ich empfand einen Schmerz angesichts der Tatsache, dass Menschen so gemein sein können, der mich in schiere Verzweiflung versetzte. Ben bat mich, zu ihm zu kommen, damit wir in der Mittagspause spazieren gehen könnten.

Ich fuhr zu ihm, und eng umschlungen gingen wir am Kanal entlang, während ich schluchzte und kaum zu beruhigen war.

Als ich wieder zu Hause war, stand mir ein Kaffeeklatsch im Kindergarten mit allen Müttern aus Julians Gruppe bevor.

Ich sah mich einsam im Kreise der glücklichen Mütter mit ihren zweiten und dritten Kindern sitzen. Und ich hörte meinen Julian sagen: »Mamis Babys sterben immer.«

Auf einmal wusste ich, was ich zu tun hatte. Ich rief Frank an und erklärte, ich hätte starke Blutungen und müsse sofort ins Krankenhaus. Ich hätte Sachen für Julian zusammengepackt, die Ben ihm heute Abend bringen würde.

Anschließend schluckte ich eine Packung Schlaftabletten, die ich Frank weggenommen hatte.

Ich legte mich auf mein Bett, und bald überkam mich eine wohltuende Schwere. Die Schmerzen wichen aus meinem Körper, und ich dachte, dass nun bald alles vorbei sei. Ich dachte nicht an Julian, ich dachte auch nicht mehr an Regine, ich dachte nur: ›Gott sei Dank, jetzt hast du es hinter dir.‹

Was dann geschah, wurde später ›rekonstruiert‹, da ich mich nicht mehr erinnern konnte: Ich rief einen guten Freund an, der Medizin studiert hat, und erkundigte mich angstvoll, ob die Dosis, die ich genommen hatte, ausreichen würde. Ich erinnere mich selbst noch dunkel daran, dass ich auf einmal Angst bekam, ich könnte dies doch überleben.

Irgendwann telefonierte ich mit Ben. Er merkte am Klang meiner Stimme, dass etwas nicht stimmte, kam nach Hause und fuhr mich ins Krankenhaus, wo man mir den Magen ausspülte und mich auf die Intensivstation brachte.

In den Tagen nach meiner Entlassung von der Intensivstation hatten Ben und ich schlimme Auseinandersetzungen, die zusätzlich an meinen Kräften zehrten. Ich wusste, dass Ben überfordert war durch meine Trauer, und seine Anspannung löste sich nun. Er litt unter dem Gefühl der Machtlosigkeit, wusste nicht, wie er noch länger mit meinen Tränen und meiner Verzweiflung umgehen sollte. Aber in meiner Situation gelang es mir nicht, auch noch Rücksicht auf ihn zu nehmen. Ich war doch diejenige, die eine »starke Schulter« benötigte.

Nach der Fehlgeburt hatte ich gleich gedacht, dass er nicht stabil genug sein würde, um meine Trauer und Verzweiflung aufzufangen. Ich wusste, dass ich ihm zu viel abverlangte, aber an wen hätte ich mich denn wenden sollen, schließlich war es doch unser Kind, um das ich trauerte.

Ich machte mir mehr Gedanken um seine Überforderung als um mich selbst und dachte immer wieder, dass ich mich zusammenreißen müsse, weil er es nicht mehr aushalten könnte. Doch zum ersten Mal in meinem Leben war ich unfähig, an meine Reserven zu gehen. Sie waren alle aufgebraucht.

Unsere Beziehung lag in Trümmern, und ich verlor jeglichen Halt. Der Tod meiner Kinder und die Bedrohung durch meine Krankheit machten aus mir einen depressiven, furchtsamen Menschen.

Am 31. 08. 98 sprach mir mein Arbeitgeber die mündliche Kündigung aus.

Einundzwanzig Tage nach der Kürettage bekam ich Milch. Milch für einen Embryo, der vier Wochen in mir gewesen war und seit drei Wochen tot war.

KAPITEL 20

Zu einem der wichtigsten Abschnitte meines Lebens gehört die Beziehung zu Ben – eine Partnerschaft, die vom ersten Tag an eine sprichwörtliche »Totgeburt« war – abgesehen von wenigen Monaten, in denen ich mich beschützt und geborgen gefühlt hatte. Eine Partnerschaft, die mich körperlich und seelisch über lange Jahre so sehr schwächte, wie es der Tod meines Kindes nicht vermocht hatte.

Den Menschen Ben habe ihn nie verstanden. Ich weiß bis heute nicht, ob er mir gewollt oder ungewollt Schmerz und Leid zugefügt hat.

Während ich in den ersten beiden Jahren unseres Zusammenlebens noch vehement versuchte, die Partnerschaft zu leben, gab ich irgendwann auf und fand mich damit ab, dass wir zwar zusammen lebten, aber dass Ben der letzte Mensch war, auf den ich bauen konnte. Körperlich war ich immer die Schwächere und aufgrund meiner vielen rheumatischen Schübe hin und wieder auf Hilfe angewiesen.

Doch von Ben bekam ich nichts umsonst, was bedeutete, dass nichts selbstverständlich und nichts problemlos war. Während ich ihn früher gelegentlich bat, mich nach der Arbeit beim Arzt abzuholen, weil ich nach einer Therapie nicht mehr fahren durfte und konnte, versuchte ich im letzten Jahr unserer Partnerschaft, ihn über solche Behandlungstage möglichst nicht in Kenntnis zu setzen. Ungezählte Male hatte er mich einfach vergessen, obwohl wir noch morgens kurz darüber gesprochen hatten. Natürlich hatte er mich »vergessen«, weil er noch irgendeinen anderen Termin hatte, entweder beruflich oder familiär.

Während ich anfangs noch sauer war, ihn zur Rede stellte und schimpfte, sagte ich später gar nichts mehr. Irgendwie kam ich immer nach Hause.

Vor der Wohnungstür zog ich die Pflaster ab, damit nichts auf eine ärztliche Behandlung hinwies, obwohl es ihm wahrscheinlich noch nicht einmal aufgefallen wäre. Ich war es leid, mir anzuhören, dass wir gar nicht verabredet gewesen waren und dass ich dies einfach nur behauptete, weil ich Streit haben wollte.

Im letzten Jahr unserer Partnerschaft war ich so weit, dass ich seine Hilfe nicht mehr ertragen konnte. Wenn wir deswegen in Streit gerieten, stellte Ben immer akribisch heraus, wann er mich wohin gefahren hatte, welche Umstände er deswegen in Kauf genommen und wann er sich extra dafür einen Tag freigenommen hatte.

Für mich ist Partnerschaft ein ständiges Nehmen und Geben, und jeder hat seinen Bereich, in dem er mehr gibt und wenig nimmt – wie auch umgekehrt. Ich wäre nie auf die Idee gekommen, Ben vorzurechnen, dass ich drei Mal in der Woche schwere Einkaufstüten nach Hause schleppte, sauber machte, seine Wäsche wusch und bügelte, dass ich alles, was mir gehörte, ob es mein Auto oder sämtliche Haushaltsgeräte waren, wie selbstverständlich zur Verfügung stellte.

Während meiner Zeit mit Ben vermisste ich die Kontakte zu meinen Freunden sehr. Als wir zusammenlebten, hatten wir nur ein einziges Mal gemeinsam Gäste. Und das waren meine Freunde Gisela und Michael, meine früheren Nachbarn.

Da Ben aber nie auf die Idee kam, mich seinen Kollegen

und Freunden vorzustellen, erkannte ich sehr bald, dass auch dies eine Einbahnstraße war.

Er hatte seine Leute, die er außerhalb unserer Wohnung traf.

Also machte ich es genauso. Bewusst legte ich die Treffen meiner Selbsthilfegruppe auf den Freitagabend. An diesem Tag kam Bens Sohn Paul häufig zu uns zu Besuch, doch die beiden verzogen sich meistens in Bens Zimmer und ließen mich außen vor. Ich hatte zwar immer ein schlechtes Gewissen, weil ich meinen Sohn dem aussetzte, aber wenigstens schloss Ben Julian nicht aus, wenn er mit Paul am Computer spielte, einen Film anschaute oder etwas anderes machte.

Wenn ich nach zwei Stunden nach Hause kam, brachte ich Julian noch ins Bett und hatte nie den Eindruck, dass er sich nicht wohl gefühlt hätte. Was mein Sohn mir allerdings immer erzählte und was ich natürlich auch als unangenehm empfand, war, dass Ben immer viel trank.

Julian war im Kindergartenalter, als wir das folgende Gespräch führten:

»Der redet so viel und ist so komisch, wenn er Wein trinkt, Mami.«

»Aber er war nicht böse zu dir?«, fragte ich besorgt.

»Nein, er war ganz lustig. Sonst meckert er ja fast nur mit mir. Wenn er Wein trinkt, ist er ganz nett!«, stellte mein Sohn fest.

»Na, dann ist doch alles in Ordnung. Es ist doch okay, wenn er mal ein bisschen Wein trinkt!«, versuchte ich Ben zu verteidigen.

»Ja, aber er ist ja nur nett, weil er Wein trinkt. Er mag mich eigentlich nicht. Das weiß ich doch!«

Vor so viel Menschenkenntnis eines Fünfjährigen kapitulierte ich. Ich nahm meinen Sohn in den Arm, streichelte ihn, bis er eingeschlafen war, und flüsterte immer wieder: »Ich habe dich lieb, ich liebe dich so sehr, mein Junge!«

Ein müdes »Ich hab dich auch lieb, Mami ...« konnte mein schlechtes Gewissen nicht gerade besänftigen. Was tat ich dem Kind nur an!

Julian hatte es mit seinem alkoholkranken Vater schwer genug, und ich setzte ihn regelmäßigen Streitereien mit meinem Partner aus.

Den Sommer 1998 erlebte ich in vielerlei Hinsicht als prägend für mein weiteres Leben. So wie mein Leben von Fehlgeburten gezeichnet worden war, zog sich auch das Thema »Alkohol« wie ein roter Faden durch die letzten zweiundzwanzig Jahre. Im August hatte ich mein letztes Kind verloren, wieder eine kleine Sternschnuppe ... Mit ihr hatte ich gleichzeitig meinen Arbeitsplatz und den Glauben an meine Partnerschaft verloren.

Und dann erteilte mir das Leben eine weitere Lektion: Mein Ex-Freund, Julians Vater, hatte nach vielen Monaten Trockenheit wieder einen Rückfall. Und mir wurde klar, dass er von nun an immer nur für wenige Monate das Leben eines trockenen Alkoholikers führen würde und ich in Zukunft nichts mehr tun durfte, um ihm zu helfen.

Die größte Hilfe für einen Alkoholiker ist die, ihn fallen zu lassen. Das musste ich im Sommer schmerzhaft lernen.

Im Mai hatte Frank mich wochenlang immer wieder im betrunkenen Zustand angerufen und beschimpft.

Eines Morgens jedoch meldete er sich über Handy – ich nahm gerade an einem beruflichen Fortbildungsseminar teil – und lallte nur noch: »Hilf mir, bring mich zu einem Arzt!«

Sofort machte ich mich auf den Weg. Es war halb elf Uhr.

Ich traf ihn in einem völlig verwahrlosten Zustand an. Die Wohnung sah aus wie ein Schlachtfeld. Leere Schnapsflaschen lagen überall herum, in der Küche gab es keinen Quadratzentimeter Arbeitsfläche mehr, der nicht verklebt und verschmiert gewesen wäre. Er hatte vor ein paar Tagen versucht, sich Eier zu braten. Dieser Versuch war offensichtlich kläglich gescheitert, und die Pfanne mit den vertrockneten Resten stank bestialisch nach ranzigem Fett.

Als ich kam, war die Wohnungstür angelehnt.

Unsicher trat ich ein und rief seinen Namen. Ich hatte Angst. Angst, ihn irgendwo tot aufzufinden, Angst, dass er irgendwo stehen und mich erschlagen könnte.

Doch er saß im Jogging-Anzug, unrasiert und mit glasigen, roten Augen im Wohnzimmer.

Nach einigem Gejammer und Diskussionen einigten wir uns, dass ich ihm eine Einweisung ins Krankenhaus von seinem Arzt Dr. Winter besorgen sollte, während er in der Wohnung auf mich wartete.

Zehn Minuten später erlebte ich in der Praxis allerdings einen Empfang, den ich so schnell nicht vergaß. Ich kannte Dr. Winter schon von Kindesbeinen an. Seine und meine Eltern waren befreundet gewesen. Ich hatte als kleines Mädchen schon bei ihnen im Garten gespielt. Doch an diesem Tag trat er mir gegenüber derart arrogant auf, dass mir die Tränen kamen.

Zuerst glaubte er mir nicht, dass sein Patient rückfällig geworden war. Schon nach wenigen Minuten hatte ich den Eindruck, er werde mir gleich unterstellen, ich wolle meinen Ex-Freund ohne ausreichende medizinische Indikation ins Landeskrankenhaus abschieben.

Inständig bat ich um eine Einweisung.

»Komisch, er war letzte Woche noch hier, da war er ganz in Ordnung. Wieso sollte er denn jetzt rückfällig geworden sein?«, fragte mich der Arzt und beäugte mich misstrauisch.

»Ich weiß es doch nicht. Ich habe mit seinem Leben nichts mehr zu tun. Es geht mich gar nichts an, was er macht und welche Probleme er hat. Ich habe meine eigenen Sorgen!«, schluchzte ich. »Wenn Sie mir nicht glauben, dann rufen Sie ihn doch an, dann werden Sie es hören. Sofern er überhaupt ans Telefon geht, das macht er nämlich meistens nicht, wenn er blau ist!« Ich holte mein Handy aus der Tasche, doch bevor ich wählen konnte, nahm der Arzt es mir aus der Hand und wählte selbst.

Wahrscheinlich wollte er nicht mal die Telefonkosten für seinen alkoholkranken Patienten tragen, und mir gab er offensichtlich die Schuld für alle Rückfälle.

Doch diese Einstellung war mir nicht unbekannt. Wie oft hatte ich mir in der Vergangenheit anhören müssen, wie arm mein ehemaliger Freund dran sei. Von Frau und Kind verlassen. Sie hat einen anderen, und er muss zusehen, wie sie mit dem Neuen glücklich ist. Selbst meine Schwester hatte immer nur geklagt: »Der Arme, er tut mir so Leid!«

Dass das Zusammenleben mit einem alkoholkranken Mann für Julian und mich unerträglich war, hatte kaum jemand erkannt.

Frank meldete sich tatsächlich am Telefon.

»Hallo, hier ist Dr. Winter. Was ist los?«

Es war ein kurzes Gespräch. Der Arzt hörte nur einen Moment zu, dann gab er mir das Handy zurück.

»Der ist voll!«, klang es bedauernd und ein wenig vorwurfsvoll. »Warten Sie draußen!« Er gab mir nicht die Hand, verabschiedete sich nicht, sondern verschwand einfach ohne ein weiteres Wort.

Ich verließ, wie mir geheißen, das Sprechzimmer und

stand verzweifelt und ratlos im Flur. Nach einer Viertelstunde drückte mir eine Arzthelferin eine Einweisung ins Krankenhaus in die Hand. Sie sagte kein Wort, starrte mich nur an, als ob ich ein Verbrechen begangen hätte.

Fluchtartig verließ ich die Praxis und dachte voller Wehmut an meinen eigenen Hausarzt, der nie im Leben so gehandelt hätte. Der wäre zu seinem alkoholkranken Patienten gefahren und hätte sich alle Mühe gegeben, ihn zu einer Entgiftung im Krankenhaus zu überreden. Und nie im Leben wäre ihm eingefallen, andere für den Zustand seines Patienten in irgendeiner Weise verantwortlich zu machen.

Als ich die Wohnung betrat – die Tür hatte wieder offen gestanden –, hing Frank wie ein nasser Sack im Wohnzimmer im Sessel und schien mich nicht einmal mehr zu erkennen. Sein Gesicht war rot geschwollen, als habe er eine schwere Allergie.

»Rike?«, lallte er.

Ich half ihm, in der chaotischen Wohnung nach ein paar Sachen zu suchen, wobei ich mehrmals mit Übelkeit zu kämpfen hatte. Außerdem befürchtete ich ständig, sein Quengeln könnte in Aggressivität umschlagen, wenn ich ein falsches Wort sagte.

Mir war klar, dass ich bei einem Streit auf jeden Fall unterlegen sein würde. So schwächlich wie er jetzt schien, war er nämlich gar nicht. Sobald er in Wut geriet, würde er nicht davor zurückschrecken, mich körperlich anzugreifen, und mit Sicherheit wäre er dann der Stärkere.

»Sieh dir mal die alten Schuhe an!«, quengelte er wieder. »Ich habe mir seit zehn Jahren kein neues Paar mehr leisten können!« Da riss mir der Geduldsfaden.

»Tja, wenn man nur fast viertausend Mark Rente im Monat hat und davon vierhundert Mark für sein Kind abknapsen muss, dann wird es allerdings eng!«, sagte ich höhnisch.

»Was redest du für einen Mist! Du hast keine Ahnung, was für Verpflichtungen ich habe! Allein die Miete!« Er schien allmählich in Fahrt zu kommen.

Er stellte sich dicht vor mich. Von seinem Anblick und dem penetranten Gestank nach Schweiß und Alkohol wurde mir übel.

»Du behauptest also, ich hätte viel Geld, mir ginge es gut, was?« Er stieß mir mit der Faust vor den Brustkorb. Ich wich zurück. Er drängte mich an die Wand.

»Hör auf! Lass mich in Ruhe, sonst schreie ich!« Ich hatte entsetzliche Angst.

Plötzlich fiel er in sich zusammen, sank auf das ungemachte Bett und begann zu weinen.

Dann wollte er wieder nicht ins Krankenhaus und flehte mich an, ihm zu helfen.

»Ich kann nicht, Rike, ich will das nicht, hilf mir!«, klagte er und fing zu heulen an.

So ging es weiter, Stunde um Stunde. Mal wollte er ins Krankenhaus, kaum ging ich zur Tür, heulte er wieder. Dann wurde er aggressiv, griff mich an, beleidigte mich in höchstem Maße, und schließlich war ich am Ende meiner Geduld. Ich knallte die gepackte Tasche vor die Wohnungstür und ging ganz dicht auf ihn zu. Es kostete mich sehr viel Überwindung, dieses zerfurchte Gesicht und den vor Alkohol stinkenden Atem zu ertragen.

»Ich werde jetzt gehen. Ich warte unten an der Tür ganze drei Minuten auf dich. Wenn du dann nicht nachgekommen bist, wirst du mich nicht wieder sehen. Dieses Affentheater hat jetzt jedenfalls ein Ende!«

Ich drehte mich um und ging. Unten an der Haustür wartete ich. Keine drei Minuten, sondern fünf.

Und dann kam er. Mit der unvermeidlichen Flasche in der einen Hand und der Tasche in der anderen schwankte er die Treppe runter.

Ich nahm ihm das Gepäck ab und öffnete die Beifahrertür.

Es dauerte noch einmal fünf Minuten, bis er endlich eingestiegen war und sich mit meiner Hilfe angeschnallt hatte. Die Flasche stand zwischen uns.

Nach einer guten halben Stunde, während der mir Frank entweder ins Lenkrad griff oder mich beleidigte und beschimpfte, erreichten wir endlich das Krankenhaus. Ich fuhr bis zur Pforte und stieg erleichtert aus. Meine Nerven lagen blank.

»Hallo, Frau Rosenfeld!«, begrüßte mich der Pförtner freudig. Wie peinlich, dass ich hier schon so gut bekannt war.

»Können Sie auf der Station anrufen? Ich hab ihn im Auto, ich fahre keinen Meter weiter mit ihm!«, sagte ich erschöpft.

»Natürlich, ich hole sofort den Arzt. Setzen Sie sich erst einmal hierher!«

Ich behielt mein Auto im Auge. Frank war alles zuzutrauen, auch, dass er plötzlich davonlief. Aber er blieb ruhig sitzen, bis nach fünf Minuten ein Arzt und ein Pfleger auftauchten. Sie unterhielten sich eine Weile mit ihm, und ich sah unbeteiligt zu. Schließlich wandte sich der Arzt an mich.

»Können Sie ihn noch zum Haus fahren? Ich glaube nicht, dass er es zu Fuß alleine schaffen wird«, meinte der junge Arzt.

»Ich fahre keinen Meter mehr allein mit diesem Menschen!«, erklärte ich mit Nachdruck.

»Ich setze mich auf die Rückbank«, beruhigte mich der Arzt.

Gemeinsam fuhren wir die wenigen hundert Meter bis zum Haus.

Plötzlich fing Frank wieder zu weinen an.

»Rike, komm mit, lass mich nicht allein!«

»Sie hat genug geleistet, jetzt sind wir ja da«, beruhigte ihn der junge Mann.

Doch Frank hatte mich inzwischen so fest am Arm gepackt, dass ich mich nicht befreien konnte.

»Ich komme noch mit auf die Station«, sagte ich kleinlaut.

Oben auf der Station standen wir zu fünft auf dem Flur herum. Der Arzt und der Pfleger klärten mit der Stationsschwester ab, welches Zimmer frei war, als mein Ex mich plötzlich mit einer unglaublichen Kraft umarmte. Ich verspürte einen heftigen Schmerz in den Rippen und hörte, wie mein Brustkorb knirschte, als ob die Rippen zerbersten würden. Ich konnte nicht schreien, nur hilflos mit den Armen fuchteln.

Der Pfleger sah eine ganze Weile zu, bis er schließlich freundlich sagte:

»Lassen Sie Ihre Freundin jetzt bitte los!«

Frank dachte nicht daran, und ich glaubte schon, das Bewusstsein zu verlieren, als der Arzt schließlich eingriff und Frank energisch von mir fortzog. Ich spürte neben dem heftigen Schmerz in den Rippen Zorn und Verzweiflung, drehte mich um und lief davon. Weinend lief ich die Treppe hinunter, setzte mich in mein Auto und fuhr durch das Krankenhausgelände, am Pförtner vorbei, der mir noch lächelnd zuwinkte, und raste in die nächste Seitenstraße, wo ich den Motor abstellte, meinen Kopf auf das Lenkrad legte und bitterlich weinte.

Es war kurz vor vier, als ich im Kindergarten ankam, um meinen Sohn zu holen.

Der erkannte sofort, dass ich geweint hatte.

»Hast du wieder Streit mit Ben?«, fragte er traurig.

»Nein, Julian, Ben ist doch noch gar nicht da! Ich habe deinen Papa ins Krankenhaus gebracht.«

Mein Sohn strahlte.

»Das hast du gemacht? Dann wird er wieder gesund? Dann kann ich bald wieder zu ihm?« Aufgeregt rannte er zu seinem Erzieher, einem sehr engagierten und sensiblen jungen Mann, mit dessen unermüdlicher Kooperation ich schon manch schwierige Situation gemeistert hatte.

»Klaus-Peter, Mami hat meinen Papa ins Krankenhaus gebracht!«

Natürlich sah mir der Erzieher die Anspannung und die Tränen an. Außerdem schmerzten meine Rippen immer noch heftig bei jedem Atemzug.

Ich nickte ihm nur flüchtig zu, nahm Julian an die Hand und ging mit ihm zum Auto. Der Kleine sang und jubilierte. Für ihn war es eine große Freude. Er machte bereits Pläne, was er alles mit seinem Papa unternehmen würde, wenn der wieder aus dem Krankenhaus entlassen war.

»Darf ich dann auch wieder bei Papa schlafen?«

Für mich war es im Moment unvorstellbar, dass ich diesem Mann mein Kind auch nur eine Minute länger überlassen würde. Ich dachte mit Abscheu an die dreckige Wohnung und den heruntergekommenen Trinker.

»Das werden wir sehen«, erklärte ich diplomatisch.

Zwei Tage später erhielt ich einen Anruf von Franks Nachbarin, zu der ich Kontakt hatte. »Weißt du, dass dein Ex wieder raus ist aus dem Krankenhaus? Er ist heute Morgen nach Hause gekommen!«

Ich sank mit dem Telefon in der Hand auf den nächstbesten Stuhl. »Nein! Das ist nicht wahr! Ich glaub das nicht!«, rief ich verzweifelt. Sollte denn alles umsonst gewesen sein?

Es war umsonst. Am selben Abend begann der Telefonterror von neuem. Und schließlich drohte Frank mit Suizid. Er rief mehrmals an und besprach meinen Anrufbeantworter.

Julian hörte sein Geschimpfe und die Drohungen und sah mich angstvoll und mit weit aufgerissenen Kinderaugen an.

Schließlich telefonierte ich noch einmal mit seiner Nachbarin, die meinte, Frank würde seine Wohnung auseinander nehmen.

Ich überlegte eine Weile hin und her. Schließlich rief ich die Polizei an und erklärte ihnen den Sachverhalt. Ich gab dem Beamten die Adresse und Telefonnummer meines Ex-Freundes sowie meine eigene Telefonnummer.

Ich dachte, dass ich nun zur Ruhe kommen dürfte. Doch da irrte ich mich gewaltig.

Eine halbe Stunde später meldete sich ein Polizist bei mir und bat mich, zur Wohnung meines Ex-Freundes zu kommen, da er die Tür nicht öffne und mein Erscheinen verlangt hätte.

Ben war mir wieder eine große Hilfe ... Er sagte weder, dass er mich begleiten wolle, noch dass ich nicht fahren solle. Er zuckte nur mit den Schultern und überließ mir die Entscheidung. Ich fuhr los.

Vor dem Haus warteten drei Beamte und eine Beamtin auf mich. Ich war verwundert, dass gleich vier Mann angerückt waren, sagte aber nichts. Wir gingen nach oben und klingelten. Nichts rührte sich.

Ich klopfte an die Tür und rief laut: »Ich bin's, Rike! Jetzt mach endlich auf!«

Eine geraume Weile später hörte man ein lautes Poltern

in der Wohnung. Doch die Tür öffnete sich nicht. Ich rief über Handy an und hörte, wie der Anrufbeantworter lief. Die Beamten klopften an die Tür.

»Machen Sie die Tür auf!«

Frank rührte sich nicht.

Schließlich fragte mich einer der Beamten, ob ich eine Möglichkeit hätte, in die Wohnung zu kommen.

»Ich habe keinen Schlüssel mehr. Sie können versuchen, von der Nachbarwohnung auf seinen Balkon zu steigen«, schlug ich vor.

Der Beamte ging hinunter, setzte sich ins Polizeiauto, und zehn Minuten später war die Feuerwehr mit einem großen Einsatzwagen da.

Ich traute meinen Augen nicht! Was für ein Theater um einen kranken Mann, der seit Jahren alle Menschen, die ihm helfen wollten, terrorisierte.

Ben rief diesmal alle halbe Stunde über Handy an. Ich schilderte ihm die Vorgänge und weinte unablässig und lautlos.

»Rike, kannst du nicht einfach verschwinden? Was hast du damit noch zu tun?«, meinte er ein wenig hilflos.

Ich fragte einen Beamten, doch man bat mich zu bleiben.

Ein Feuerwehrmann hatte den Balkon meines Ex-Freundes über die Nachbarwohnung erreicht. Er schaute runter zu den Beamten und mir und rief: »Dort sitzt ein älterer Herr mit einer Flasche! Er lebt aber! Ich werde versuchen, dass er mich reinlässt!«

Es dauerte nicht lange, da öffnete sich die Balkontür, und der Feuerwehrmann verschwand in der Wohnung, um die Tür zu öffnen und die Beamten hereinzulassen.

Ich blieb zitternd im Treppenhaus stehen. Es gab eine laute und heftige Auseinandersetzung.

Schließlich bat mich ein Beamter in die Wohnung. Langsam betrat ich den Flur. Frank ging sofort wie eine Furie auf mich los.

Im letzten Moment packten ihn zwei Beamte. Ich rannte hinaus, setzte mich ins Treppenhaus und schluchzte laut.

Die Polizistin kam zu mir. »Ich glaube, Sie sollten wirklich unten bleiben. Er ist nicht gut auf Sie zu sprechen. Was haben Sie denn getan?«

Ich starrte sie nur ungläubig an und schüttelte den Kopf. Eine Antwort ersparte ich mir.

Als ich den Krankenwagen hörte, fragte ich nicht weiter, ob ich endlich fahren dürfte. Ich tat es. Ich sprang in meinen Fiesta und raste davon.

Die Beamten hatten Frank zweieinhalb Stunden gewidmet.

KAPITEL 21

Im Februar 2000 hörte ich davon, dass vier Monate vorher in Hamburg auf dem Ohlsdorfer Friedhof eine Skulptur eingeweiht worden war, die man den tot geborenen Kindern gewidmet hatte.

Die Abbildung dieser Skulptur gefiel mir genauso gut wie die Idee, und ich dachte darüber nach, wie viele Anrufe ich von Müttern bekommen hatte, die nicht wussten, wo und wie man ihr Kind beerdigt hatte.

Viele Frauen quälten sich jahrzehntelang mit dem Gedanken, dass ihr Baby quasi als Klinikmüll entsorgt worden war.

Und leider ist dies bei Föten unter fünfhundert Gramm immer noch üblich.

Auch ich hatte keinen Ort, an den ich meine Trauer um Regine tragen konnte. Ich hatte mich zwar längst damit abgefunden, dass mein Kind verbrannt worden war, und hatte meine persönlich gestaltete Trauerecke in meinem Zimmer auf der Fensterbank; doch an ihrem Geburtstag spürte auch ich immer noch sehr intensiv, wie wichtig ein Grab gewesen wäre.

Diese Idee von der Skulptur ließe sich doch auch für Münster umsetzen, überlegte ich.

Ich dachte nicht lange darüber nach. Ich wandte mich an Pfarrer Kreutz, den evangelischen Pfarrer, der mir den Raum für meine Selbsthilfegruppe in seinem Pfarrheim zur Verfügung gestellt hatte, und sprach mit ihm die möglichen Kosten eines Denkmalplatzes durch.

Ich hatte mir überlegt, ein Kindergrab auf dem Friedhof in Münster Gremmendorf-Angelmodde zu kaufen, um dort die Skulptur zu errichten. Pfarrer Kreutz fand diese Idee sehr gut, weil der Friedhof an den Ortsteil Wolbeck, in dem er tätig war, angrenzte und er somit viel bessere Unterstützung zusagen konnte. Ich musste ja Geld sammeln, um das Projekt zu finanzieren.

Herr Kreutz bot mir an, sein Kirchenkonto für meine Spendenaktion zur Verfügung zu stellen. Er machte sich sogar schon Gedanken um eine mögliche Einweihungsfeier.

Ich informierte die Presse. Der Name »Kontaktstelle *Sternschnuppe*« war mittlerweile ein Begriff.

Die Journalistin, die vor Jahren den ersten Artikel über meine Arbeit geschrieben hatte, berichtete wieder. Sie nannte das Spendenkonto der Evangelischen Kirchengemeinde Wolbeck.

Ostern erschien der nächste Artikel in der anderen Tageszeitung. Und die Bürger spendeten! Viele kleine Beträge kamen zusammen, doch damit wäre ich niemals ans Ziel gekommen. Die Skulptur würde sicher eine fünfstellige Summe verschlingen.

Ich telefonierte mit der Initiatorin in Hamburg, die mir sehr ausführlich ihre Aktion schilderte. Immer wieder betonte sie, ich brauchte einen »langen Atem«. Sie hatte lange gebraucht, um die Verantwortlichen der Stadt zu überzeugen.

Nach diesem Gespräch schrieb ich einen Brief an die Stadt Münster und trug meine Idee in Anlehnung an das Ohlsdorfer Projekt vor.

Über einen Künstler hatte ich auch schon nachgedacht. Der Mann einer früheren Klassenkameradin war Bildhauer: Dr. Laurenz Kirchner. Er fertigte zwar nur figürliche Objekte, aber vielleicht könnte ich ihn ja überzeugen, sich einmal an ein abstraktes Modell heranzuwagen. Ich war seit jeher vernarrt in die abstrakte Kunst von Hans Arp und Constantin Brancusi und hatte daher auch schon eine ungefähre Vorstellung davon, wie »meine« Skulptur aussehen sollte. Doch erst einmal musste ich die Reaktion der Stadt Münster abwarten.

Und ich brauchte nicht lange zu warten.

Überraschenderweise erhielt ich knapp zwei Wochen später schon eine Antwort.

Mein Anliegen wurde positiv aufgenommen, man sagte mir Unterstützung zu und nannte mir einen Beamten, an den ich mich bei allen Belangen bezüglich dieses Projektes wenden konnte.

Bevor ich dies tat, sammelte ich noch Informationen über mein Vorhaben, damit ich meinem Ansprechpartner Zahlen präsentieren konnte.

Dann rief ich meine ehemalige Schulfreundin an. Am Abend vorher hatte ich schüchtern ein Fax an das Atelier ihres Mannes geschickt. Und nun wartete ich voller Spannung die Reaktion ab.

Sabine war hellauf begeistert. Natürlich werde ihr Mann diesen Auftrag übernehmen! Er habe sich sehr darüber gefreut und würde sich umgehend mit mir in Verbindung setzen.

Dann wollte sie noch wissen, wie ich auf ihn gekommen sei.

»Ich bin davon überzeugt, dass ich niemanden finden kann, der sich mehr engagieren wird als dein Mann.«

»Da hast du Recht. Und das Thema Totgeburt ist unserer Familie auch nicht fremd ...«, erklärte Sabine bedeutungsvoll. Ich fragte nicht. Wäre sie selbst betroffen gewesen, hätte ich das gewusst! Und wenn sie darüber sprechen wollte, würde sie es tun.

Aufs Höchste motiviert machte ich einen Termin mit dem Verantwortlichen der Stadt Münster aus. Ich war schrecklich aufgeregt, ob es mir gelingen würde, kompetent und überzeugend aufzutreten. Denn dass ich sehr viel Geld brauchen würde, war mir inzwischen auch klar geworden.

Mein Ansprechpartner war ein sehr sympathischer und freundlicher Mann in den Fünfzigern. Sein höfliches und ruhiges Auftreten gefiel mir sehr, sodass ich schon in den ersten fünf Minuten unseres Gesprächs meine Nervosität verlor.

Ich war sehr beeindruckt von der Tatsache, dass die Stadt Münster bedingungslos hinter meinem Projekt stand.

Nur die Friedhofsfrage stellte noch ein Problem dar.

Die Stadt Münster hatte als Standort den Waldfriedhof Lauheide vorgesehen und konnte sich nicht mit meiner Idee vom Angelmodder Friedhof anfreunden.

Mein Vorschlag für den Künstler wurde allerdings relativ schnell akzeptiert, als man merkte, dass ich hier auf keinen Fall umzustimmen war.

Vorsichtig erkundigte ich mich nach einem möglichen Sponsor. Ich dachte an die Stiftung Siverdes, und auch das wurde positiv aufgenommen. Ich selbst hatte bereits ein Schreiben aufgesetzt, in dem ich der Stiftung das Projekt vorstellte und um Mithilfe bat.

Der Sommer verging, und ich hatte genug mit meinen Prüfungen und privaten Beziehungsproblemen zu tun. Ich machte seit Mai eine Fortbildung, um mich auf kaufmännischem Gebiet weiterzubilden. Diese Vollzeit-Maßnahme war sehr arbeitsintensiv. Ich musste an den Wochenenden und jeden Abend lernen, hatte eine Klausur nach der anderen und so gut wie keine freie Minute mehr für mich.

Dr. Kirchner meldete sich hin und wieder, und wir sprachen über unsere künstlerischen Vorstellungen und natürlich auch über die praktische Durchführung.

Herr Claahsen von der Stiftungsstelle Siverdes bestätigte wenige Tag später, dass sie sich an dem Projekt beteiligen würden. Mich hatte man inzwischen überzeugen können, dass Lauheide der bessere Standort war. Lauheide ist Münsters größter städtischer Friedhof und liegt etwas außerhalb.

Ich hatte sogar schon einen Standort entdeckt und Fotos gemacht. Der Ort befand sich ganz in der Nähe der anonymen Begräbnisstätte, die durch einen großen, abgerundeten Stein verschönert war.

Schließlich kam der Künstler an einem Samstagvormittag im Herbst zu mir und brachte die Skizzen von den ersten Entwürfen mit. Ich warf einen Blick darauf, zögerte einen kurzen Moment und zeigte dann auf den zweiten Entwurf. »Der ist es!«, sagte ich voller Überzeugung.

Es wurde noch lange geredet. Dr. Kirchner machte verschiedene Vorschläge, doch es blieb im Endeffekt bei diesem Entwurf. Es war eine Halbschale, weich und rund, die an einen Embryo im Mutterleib erinnert.

Über das Material waren wir uns einig. Die Skulptur sollte aus Bronze gegossen werden und auf einem Sandsteinsockel stehen.

Ein paar Tage später hatten wir mit allen Beteiligten das erste Treffen auf Lauheide.

Dr. Kirchner hatte extra für diesen Anlass ein Gipsmodell hergestellt, das er sogar bronzefarben besprüht hatte.

Als er etwas gehetzt auf dem Friedhof auftauchte, erzählte er mir, dass er erst sehr spät auf die Idee mit der Bronzefarbe gekommen sei, weshalb sie auf der Fahrt bis zum Friedhof nicht mehr trocknen konnte und er die Skulptur darum vor das Gebläse seines Wagens hatte stellen müssen. Ich musste herzlich darüber lachen.

Wir betraten gemeinsam das Verwaltungsgebäude, und ich lernte den Herrn von der Friedhofsverwaltung kennen.

Sehr schnell spürte ich, dass der Friedhofsleiter offenbar überhaupt nichts von der Idee hielt. Das Gespräch gestaltete sich sehr schwierig und schleppend. Ich spürte nur wenig Kooperation von seiner Seite, dafür umso mehr Zweifel und Ablehnung.

Die aufgestellte Skulptur würde dafür sorgen, dass die Friedhofsverwaltung nur noch mehr Arbeit bekäme, wenn Betroffene Blumen abstellten, die später auch entsorgt werden müssten, gab der Friedhofsleiter unter anderem zu bedenken.

Ich erklärte mich sofort gemeinsam mit Dr. Kirchner bereit, regelmäßig für die Sauberkeit des Platzes zu sorgen.

Die anderen Herren befanden, dass es wohl kein großes Problem sein dürfte, hier und da ein paar verwelkte Blumen zu entsorgen.

Um solche Dinge, die für mich nur Randerscheinungen und völlig unproblematisch waren, drehte sich das Gespräch in einer unerfreulichen Weise.

Schließlich schafften wir es doch, auf einen gemeinsamen Nenner zu kommen.

Zum Abschluss wurde der Standort ausgesucht. Schüchtern machte ich meinen Vorschlag. Der Künstler stellte sich dort mit seinem Modell hin, und wir überlegten.

Herr Claahsen betrachtete den Standort sehr genau und sagte schließlich: »Warum nicht noch weiter vorn?« Er zeigte auf die freie Fläche vor meinem gewählten Ort. Dieser Punkt war viel näher am Weg, viel exponierter.

»So offensichtlich?«, fragte ich entsetzt.

»Ja, warum nicht? Die Sache ist es wert!« Als der Künstler dort stand, sah ich es auch. Es war der beste Ort für die Skulptur, den ich mir wünschen konnte. Man würde sie direkt vom Eingangstor aus sehen können.

Der Standort wurde beschlossen, und mir war ein wenig mulmig zu Mute. Was brachte ich da ins Rollen? Ich war mir überhaupt nicht darüber im Klaren gewesen, was ich hier angezettelt hatte. Nun gab es kein Zurück mehr.

Dann kam der Kostenvoranschlag, und das Projekt erhielt einen großen Dämpfer. Wir hatten bislang gerade einmal die Hälfte der dreißigtausend Mark beisammen, die die ganze Aktion kosten würde.

Ich sah mein Projekt sterben, doch Dr. Kirchner beruhigte mich in einem langen Telefonat. Jedoch wollte er auf keinen Fall auf preisgünstigeres Material umsteigen, dem in ein paar Jahren die billige Qualität anzusehen war.

In den nächsten Wochen gelang es mir, die katholische Kirche, die Sparkasse und verschiedene Firmen als Sponsoren zu gewinnen. Mit großzügigen Spenden machten sie das Projekt auf dem Friedhof Lauheide möglich.

Ich hatte mich mittlerweile bereit erklärt, auch für die Regenbogenpresse Interviews zu geben.

Da ein Bericht über »Sternschnuppe« an die dpa ging, erschienen nun Berichte in Frauenzeitschriften, sogar in Rätselzeitschriften, die in den Benelux-Staaten erschienen.

So erhielt ich eines Tages den Anruf einer alten Dame aus Luxemburg, die einen Artikel in einer Zeitschrift gelesen hatte, deren Namen ich noch nie gehört hatte.

Sie wollte mir zu meiner Initiative gratulieren und erklärte, dass Deutschland auf dem Gebiet der Trauerarbeit, insbesondere der Versorgung von Müttern, die eine Totgeburt erlitten hätten, sowieso um Längen hinter den Benelux-Staaten zurückstehe.

Mir war das bekannt. So gibt es beispielsweise in Frankreich ein großes Haus nur für Totgeburten. Frauen aus aller Welt gehen dorthin, wenn sie ihr totes Kind gebären müssen, weil dort den Eltern und dem toten Baby auf einzigartige Weise die nötige Für- und Nachsorge gewährleistet wird.

»Bei uns gibt es schon lange ein dichtes Netzwerk, und kein Baby wird einfach so entsorgt! Daher kann ich mir vorstellen, wie viel Kraft und Mühe Sie diese Arbeit kostet!«, sagte die alte Dame.

Ich erhielt überhaupt sehr häufig Anrufe von über siebzigjährigen Frauen, die mir Anerkennung aussprachen und berichteten, dass sie selbst vor über dreißig bis vierzig Jahren eine Totgeburt hatten, und wie wenig Raum man diesem Ereignis zur damaligen Zeit gab.

KAPITEL 22

Im September 2000 erreichte mich ein Anruf eines Mitarbeiters des WDRs. Er schlug mir vor, in den nächsten Tagen nach Münster zu kommen und einen Beitrag über mich zu drehen. Scherzhaft hatte ich immer mal zu meinem Freund gesagt, dass irgendwann RTL anfragen würde, und nun interessierte sich das Erste Deutsche Fernsehen für mich.

Ich war überwältigt und sagte sofort zu. Denn natürlich dachte ich auch daran, dass nach dem Fernsehbeitrag wieder gespendet würde.

Der Reporter rief noch ein paar Mal an, um Einzelheiten zu klären, und fragte mich auch, ob es einen Gynäkologen in Münster gäbe, der sich bereit erklären würde, bei diesem Portrait mitzuwirken.

Ich rief Dr. M. von der Frauenklinik an. Er zögerte nicht eine Sekunde. »Natürlich helfe ich Ihnen!«

Der 18. September wurde festgesetzt. Ich fing mir unglücklicherweise eine dicke Erkältung ein. Normalerweise bekomme ich nie einen Schnupfen oder Husten. Ich konnte mich auch nicht erinnern, wann ich das letzte Mal so entsetzlich heiser gewesen war.

»Macht nichts!«, sagte Ben. »Das gibt deiner Stimme einen erotischen Klang!«

»Darauf kommt es ja wohl hier nicht an! Ich will keine Heiratsanträge von irgendwelchen Schwachköpfen nach dem Auftritt, sondern Kohle für meine Skulptur!«, entgegnete ich verärgert.

Am Morgen des 18. September 2000 reiste das WDR-Team mit einem Kameramann, einem Kabelträger und einem Reporter an. Alle drei waren sehr sympathische, nette junge Männer, die völlig unkompliziert und nicht die Spur arrogant wirkten.

Ich hatte immer die Vorstellung, dass jemand, der fürs Fernsehen arbeitet und so oft mit Prominenten zusammen ist, zumindest ein kleines bisschen überheblich sein müsse. Hier wurde ich eines Besseren belehrt.

Wir fuhren zuerst zur Klinik. Der Oberarzt war bereit und empfing uns mit seiner lockeren, freundlichen Art. Seine Vorzimmerdamen wirkten sehr interessiert. Als der erste Dreh in einem Untersuchungsraum gemacht wurde, saß ich eine Weile bei den beiden Damen. Ihre Schreibtische waren zwar überfüllt, doch sie schienen zu abgelenkt zum Arbeiten zu sein.

Ich saß ihnen gegenüber, und sie sahen mich an. Schließlich fragte mich die eine: »Sind Sie Frau Rosenfeld?«

»Ja!«

»Ach!« Erstaunt musterte sie mich.

»Das ist aber schön, dass wir Sie mal kennen lernen«, sagte die andere schließlich erfreut.

Dass die mich überhaupt kannten ...

So war das Eis gebrochen, und wir plauderten locker über dies und jenes, bis das Team sich samt Kamera und Mikro in das kleine Zimmer des Oberarztes quetschte.

Auch ich sah Dr. M. heute zum ersten Mal. Telefoniert hatten wir schon einige Male, und ich wusste von meiner Trauerarbeit, dass er hier auf der Station eine reibungslos funktionierende Nachsorge für Totgebärende aufgebaut hatte. Immer wenn mich eine Frau anrief und sagte, sie habe bei Dr. M. entbunden, atmete ich erleichtert auf. Dann konnte eigentlich nicht viel schief gegangen sein.

Im April 2001 verließ Dr. M. leider das Krankenhaus, doch am 18. September 2000 war er noch da und faszinierte mich mit seiner Sicherheit, seinen klaren, handfesten Aussagen und seinen Prinzipien.

Wir unterhielten uns erst ganz locker über das Projekt »Skulptur für tot geborene Kinder«, und dann platzierte der Kameramann Dr. M. in eine Ecke seines winzigen Zimmers, und ich quetschte mich in die andere, damit ich nicht störte oder ins Bild kam.

Der Reporter stellte die Fragen, die vorher kurz durchgesprochen worden waren, und Dr. M. beantwortete sie präzise, ruhig und sicher. Er sprach so, als ob er sein Leben lang nie etwas anderes getan hätte, als vor einem Kamerateam zu stehen!

Ich bekam eine Gänsehaut. Das würde ich nie im Leben so gut meistern! Sicher würde ich nur Blödsinn reden und mich permanent versprechen!

Als Dr. M. gerade die letzte Frage beantwortet hatte, musste ich auch noch niesen. Wie peinlich! Alle sahen mich an.

»Macht nichts, das schneiden wir heraus, wir haben ja genug Material!«, beruhigte mich der Reporter.

Anschließend fuhren wir nach Lauheide. Dort sollte ich nun gefilmt werden.

Die drei Leute vom Fernsehen huschten aus dem Blickfeld der Verwaltung, weil sie keine offizielle Genehmigung zum Filmen eingeholt hatten. Wir suchten einen Weg aus, den ich gehen musste, während man mich filmte. Das sollte der Vorspann werden. Der Reporter würde dann über mich berichten, während ich beim Spaziergang gezeigt wurde.

Ich hatte mich in meinen kurzen schwarzen Rock gezwängt und trug hohe Pumps. Der Weg war wegen des Regens der letzten Tage total matschig, und ich war hohe Absätze nicht gewohnt.

Ich balancierte wie bei einem Drahtseilakt und musste diesen Weg einige Male abgehen. Immer stimmte etwas nicht. Mal war ich aus dem Bild, mal lief uns jemand durch die Szene, mal machte der Kameramann einen Fehler. Ich lief und lief.

Beim dritten Anlauf war ich fast angekommen, als mal wieder eine Panne passierte. Ich war nicht mehr im Bild, und ich hörte den Kameramann, cin Hüne von etwa 1,85 Meter, leise schimpfen: »Die ist aber auch echt winzig, Mensch!«

Schließlich hatten wir die Szene im Kasten. Und nun wurde ich auf freiem Gelände interviewt.

Ich war auf die Fragen nicht vorbereitet und konnte nur spontan antworten, was mir einfiel. Ich verhaspelte mich nicht, ich bekam keinen Hustenanfall, und mir blieb auch nicht die Stimme weg.

Aber ich hatte ja die Gewissheit, dass man Fehler wegschneiden würde. Das war sehr beruhigend.

Anschließend fuhren wir zu mir nach Hause. In meiner Wohnung räumten die drei erst mal mein Zimmer ein wenig um, damit sie genügend Platz für ihre Aufnahmen hatten. Ich sollte mich an den PC setzen und so tun, als ob ich einen Brief schriebe.

Der Kameramann stand auf meinem Bett, sämtliche Lichter waren an, und ich wurde gnadenlos angestrahlt.

Der Dreh begann, man filmte mich, während ich am Computer saß und tippte. Der Reporter stellte die erste Frage, und ich sah hoch, war so geblendet vom Scheinwerfer, dass ich die Augen zukniff.

»Scheiße!«, rutschte es mir heraus. Alle drei mussten lachen.

»Na, das ist nicht unbedingt die passende Einleitung!«, witzelte der Reporter.

Wir drehten nochmal, und diesmal gab es keine Panne.

Am späten Nachmittag war es vorbei. Für vier Minuten Film ungefähr sieben Stunden Arbeit. Die drei gingen und verabschiedeten sich herzlich von mir.

Ich stand in unserer Wohnung und war wie in einem Schwebezustand. Ich schaute in meine Trauerecke und sah die Zeichnung, die ich von meinem kleinen Mädchen gemacht hatte.

»Meine Süße! Dein Tod hat so viel bewegt ... Du bist in aller Munde, und ich sorge dafür, dass du nicht in Vergessenheit gerätst.«

Dann schickte ich spaßeshalber meinem Freund eine Nachricht übers Handy: »Das Team war in unserer Wohnung: Papa ante portas!«

Ben rief an, und ich versicherte ihm glaubhaft, dass mein Zimmer aufgrund massiver Umbauarbeiten für den Dreh nicht mehr wiederzuerkennen sei.

»Wirklich?«, fragte er ungläubig.

»Du wirst es ja sehen!«

»Ich mache gleich Schluss, bin gespannt, wie es war!«

Wie immer klang mein Freund emotionslos und unbeteiligt, während ich total aufgewühlt war, keine Sekunde still sitzen konnte und vor Mitteilungsbedürfnis fast platzte.

Am nächsten Tag wurde das Portrait in »Brisant« ausgestrahlt. Der Reporter rief mich danach an und bedankte sich nochmal. »Es war sehr angenehm mit Ihnen. Sie waren so geduldig und unkompliziert. Es hat uns Spaß gemacht. Wir würden jederzeit gerne wieder mit Ihnen drehen. Vielleicht, wenn die Skulptur aufgestellt ist ...!«

Doch am nächsten Tag kam es zu einem unerfreulichen Zwischenfall.

Am späten Vormittag erhielt ich einen Anruf von einem Lokalsender. Eine gereizt wirkende Dame überfiel mich mit den Worten:

»Wir finden es ein wenig befremdlich, dass Sie mit dem Kölner Team drehen, anstatt sich erst einmal an uns zu wenden!«

Ich verstand gar nichts.

»Ich habe mich an niemanden gewandt, die haben mich angerufen, und ich glaube nicht, dass ich Sie um Erlaubnis bitten muss.«

»Was macht denn das für einen Eindruck! Sie als Münsteranerin tragen ein Projekt für Münster vor, und das Ganze wird in der ARD gesendet. Das geht doch nicht!«, giftete die Dame mich ungehalten an.

»Warum geht das nicht?«

»Sie kommen heute Vormittag zu uns ins Studio!«, befahl sie mir kategorisch.

»Ich komme NICHT zu Ihnen ins Studio! Und schon gar nicht heute Morgen. Da kann ich nicht! Außerdem können Sie nicht einfach so über mich verfügen!«

»Sie müssen nur ein bis zwei Stunden abkömmlich sein.«

»Ich bin hier nicht eine Sekunde abkömmlich! Ich habe heute meinen zweiten Arbeitstag, und ich werde nicht meinen Job riskieren, um Ihrem Befehl Folge zu leisten!«

»Dann kommen Sie eben heute Abend zu einem Live-Beitrag.«

»Nein! Schon gar nicht live, da sterbe ich! Außerdem habe ich ein kleines Kind, das ich abends nicht allein lassen kann.«

»Dann bringen Sie Ihr Kind eben mit. Wir müssen heute berichten, wenn heute Nachmittag der Beitrag in »Brisant« gezeigt wird! Sie müssen kommen!«, beschwor sie mich.

»Meinen Sie nicht, dass Sie ein wenig übertreiben? So eine Popularität habe ich nicht, und mir hat das gestern auch gereicht. Ich bin kein Medienstar, ich kann und will das heute nicht noch einmal durchziehen. Außerdem haben Sie sich mit Ihrem Befehlston von vornherein bei mir unbeliebt gemacht! Ende der Durchsage!« Ich stellte mein Handy ab.

Nach dem Beitrag in »Brisant«, den ich mir zusammen mit meinem Freund voller Spannung ansah, rief mich der Reporter an.

Ich schilderte ihm das Telefonat mit dem Lokalsender, doch er war bereits kurz darüber informiert worden. Der Sender hatte sich den Filmbeitrag zukommen lassen und wollte ihn heute Abend nochmal bringen.

Ich sah mich also drei Stunden später ein weiteres Mal. Die Ankündigung des Beitrages durch die attraktive, dunkelhaarige Ansagerin gefiel mir sehr gut. Man brachte tatsächlich genau denselben Film mit derselben musikalischen Untermalung. Danach die Ansagerin noch: »Wir berichten natürlich weiter über dieses Projekt!«

Ben und ich wechselten einen Blick und lachten.

»Das werden wir noch sehen ...«, prustete ich.

»Ach komm, ruf da an und gib grünes Licht!«, drängte er mich.

Ich suchte die Telefonnummer und rief an, ohne zu wissen, was ich überhaupt sagen wollte.

Eine weibliche Stimme meldete sich.

»Rosenfeld, Sie haben gerade über mich berichtet. Ich möchte ... äh ..., ich würde gern mit jemandem sprechen, der ...«, stammelte ich.

»Ach, Frau Rosenfeld, Moment, ich verbinde Sie.«

Kurz darauf sprach ich mit dem Chefredakteur, der mir mit sehr viel mehr Höflichkeit als die junge Dame vom Vormittag begegnete.

»Ich wollte Ihnen mitteilen, dass ich mich gern zur Verfügung stelle, wenn Sie noch mal über den Fortgang des Projektes berichten wollen. Allerdings möchte ich nicht mehr mit der Dame zu tun haben, die mich heute Morgen angerufen hat.«

»Nein, natürlich nicht! Die hat sich ein wenig im Ton vergriffen, das hat sie auch gemerkt. Schön, dass Sie so viel Entgegenkommen zeigen. Danke, sehr freundlich von Ihnen. Wir werden wieder auf Sie zukommen!«

Das geschah dann auch tatsächlich sieben Monate später. Genau am 26. April 2001, an Regines fünftem Geburtstag hatte ich meinen Live-Auftritt.

Am Abend zuvor hatte ich per E-Mail von einer Freundin und früheren Kollegin erfahren, dass eine gemeinsame Bekannte von uns sich nach dem plötzlichen Säuglingstod ihres Babys im vergangenen Dezember vor ein paar Tagen das Leben genommen hatte.

Dieses tragische Ereignis, der Suizid einer jungen Frau, die ich als lebenshungrig, fröhlich, selbstbewusst und eigenwillig in Erinnerung hatte, beschäftigte mich den ganzen Tag so sehr, dass ich gar nicht an den Abend dachte.

Um neunzehn Uhr war ich im Studio und musste zuerst in die Maske. Dort pinselte man mir tonnenweise Puder ins Gesicht und spannte meine Haare auf Lockenwickler. Anschließend nebelte mich die Maskenbildnerin so sehr mit Haarspray ein, dass meine Beton-Frisur jedem Orkan widerstanden hätte. Nicht ein Härchen bewegte sich.

Im Studio gab man mir ein winziges Mikrofon, das ich mir an meine extra für diesen Auftritt neu erstandene Bluse klemmte.

Ich wartete sehr lange im Aufnahmestudio auf meinen Auftritt. Neben mir saß eine Diätassistentin, die vor mir an die Reihe kam. Wir hatten bereits beide vor der Kamera am

Stehpult Probe gestanden. Ich musste auf ein paar dicke Holzbohlen steigen, da ich sonst mit dem Kinn auf der Tischplatte gelegen hätte.

Eine charmante Stimme aus dem Tonstudio meldete sich per Lautsprecher: »Haben wir noch ein paar Holzbretter, damit wir Frau Rosenfeld überhaupt ins Bild bekommen? Bisher sehen wir nur den Haaransatz!«

Um kurz vor zwanzig Uhr musste ich nach vorn zur Aufnahme kommen. Bevor ich interviewt wurde, wurde der Film aus der Gießerei gezeigt, in der meine Skulptur angefertigt wurde und der am Vormittag gedreht worden war. Der Künstler sprach ein paar Worte zu seiner Arbeit und zum Projekt an sich.

Ich war total beeindruckt und somit ein wenig abgelenkt, bis es Zeit für mein Interview war.

»Noch dreißig Sekunden«, flüsterte die Ansagerin.

»Ich kann das nicht, ich hau ab ...«, stöhnte ich.

Sie schüttelte nur leicht den Kopf und lächelte mir ermutigend zu.

Das Gespräch verlief völlig anders als angekündigt. Schon bei der ersten Frage war ich überrumpelt und zögerte ein paar Sekunden, bis mir eine Antwort einfiel. Ich konnte kaum sprechen vor lauter Aufregung und hatte das Gefühl, wie ein Rabe zu krächzen und nur Blödsinn zu erzählen.

Drei Minuten, die unendlich lang und doch so kurz waren. Dann war auch das vorbei.

Drei Minuten im Fernsehen für mein totes Kind, das ich genau vor fünf Jahren zur Welt gebracht hatte.

»Man hat überhaupt nicht gemerkt, dass Sie nervös waren«, beruhigte mich die Ansagerin sofort.

Ich kippte quasi von dem Bühnenaufbau und lief mit weichen Knien zu meinem Stuhl.

Vor fünf Jahren hatte ich um diese Zeit die Entbindung

und die Operation bereits hinter mir und schlief in meinem Krankenhausbett. Vor fünf Jahren war Regine um zwanzig Uhr seit ungefähr drei Stunden nicht mehr bei mir, sondern lag bereits irgendwo im Leichenkeller oder war sogar schon auf dem Weg in die Pathologie.

Fünf lange Jahre, die ich hinter mich gebracht und in denen ich ein weiteres Kind verloren hatte, das jetzt zwei Jahre alt geworden wäre.

KAPITEL 23

Ostern 2000 nahm der katholische Theologe Dr. Klaus Arntz Kontakt zu mir auf. Er beschäftigte sich intensiv mit dem Tod im Mutterleib beziehungsweise dem frühen Kindsverlust und hatte einen Zeitungsartikel über »Sternschnuppe« gelesen.

Wir führten einige gute und lange Telefonate, bis er mich schließlich bat, ihn bei einem Blockseminar zu unterstützen. Ich sagte sofort zu.

Das Seminar sollte drei Wochen vor der Einweihung der Skulptur stattfinden.

Ich hatte mir gerade einen Bandscheibenvorfall zugezogen und quälte mich unter heftigen Schmerzen mit meinem Auto zu diesem Seminar, welches ich für einen Vormittag bestreiten sollte. Die Anwesenden waren fast durchweg junge Frauen, Lehramtsanwärterinnen, die den Umgang mit Tod und Trauer für ihren weiteren beruflichen und persönlichen Lebensweg erlernen wollten.

Ich betrat das riesige Gebäude um kurz vor halb zehn und suchte mindestens eine Viertelstunde den richtigen Raum, wobei ich mich wegen des Bandscheibenvorfalles nur langsam vorwärts bewegen konnte.

Als ich das Zimmer endlich gefunden hatte und dem Theologen nun zum ersten Mal gegenüberstand, war ich einer Ohnmacht nahe, was sicher keinen besonders guten Eindruck gemacht hätte.

Ich sank erschöpft auf den nächstbesten Stuhl und versuchte, die höllischen Schmerzen meinem Willen unterzuordnen.

Dr. Arntz referierte ein paar Minuten vor dem Publikum, dann gab es eine kurze Pause, die wir dazu nutzten, uns über den weiteren Ablauf auszutauschen.

Ich hatte nur die Zeit zu einem ziemlich dürftigen Konzept gefunden, verließ mich also wieder einmal darauf, dass sich ein Gespräch entwickeln würde, zu dem ich hier lediglich den Anstoß geben musste.

Nach der Pause begann ich, den anwesenden Frauen die Geschichte meiner Tochter zu erzählen, über meinen Schmerz, meine Verzweiflung, die lange Zeit der Depression und der Todessehnsucht zu berichten.

Gelegentlich schaute ich in die Runde und sah in blasse Gesichter mit feuchten Augen. Mir war nicht bewusst gewesen, wie sehr meine Worte bei diesen jungen Frauen in die Tiefe gingen, die bis auf eine Ausnahme alle noch kinderlos waren.

Danach herrschte dumpfes Schweigen.

Während ich vor Gruppen mit anderen Betroffenen nie in Verlegenheit geraten war, sondern immer nur die Identifikation mit meinem Schicksal vor Augen hatte, befand ich mich hier in einer völlig neuen Situation.

Die Betroffenheit der Frauen hing bleischwer in der Luft, lähmte uns alle, und ich war kaum noch in der Lage, das Gespräch zu führen. Damit hatte ich nicht gerechnet! Von anderen Vorträgen war ich es gewohnt, dass Regines Geschichte von Schicksalsgenossinnen aufgesogen wurde und diese ermutigte, von ihren eigenen Kindern zu erzählen.

Ich war stark verunsichert und hatte keine Ahnung, wie ich die Frauen zu einer Diskussion ermutigen sollte. Schließlich begann ich, Fragen zu stellen, ob irgendjemand etwas Ähnliches erlebt hätte.

Ein älterer Mann in der Runde hatte vor vielen Jahren sein Kind verloren, er war der Einzige, der ohne Scheu und sachlich antwortete und Gegenfragen stellte. Es war ein sehr zähflüssiges Gespräch. Schüchterne Fragen wie: »Wie schaffen Sie das alles? Job, Kind, Krankheit und Sternschnuppe?« waren die typischen Verlegenheitsfragen, die man mir schon tausendmal gestellt hatte.

Schließlich wagte man sich weiter vor, wie mein Sohn denn mit dem Tod seiner Schwester zurechtkäme, wurde gefragt.

Hier konnte ich ausführlich und sogar unter Herausstellung heiterer Aspekte berichten. Wenn mein Julian zum Beispiel abends auf dem Balkon stand und dem Sternenhimmel zuwinkte, sagte er immer: »Hallo, kleine Schwester! Geht es dir gut? Mami schickt mich jetzt ins Bett! Ich hab dich lieb! Dein großer Bruder Julian!«

Die Unbekümmertheit der Kinder! Aber auch diese Geschichten wurden mit schwerem Schlucken aufgenommen. Wie wenig doch der Tod mit unserem täglichen Leben zu tun hat, wie wenig wir uns als Gesunde an ihn heranwagen wollen, wie unendlich groß seine Bedrohung für uns ist, wurde mir einmal mehr klar.

Für diese jungen Frauen war ich tatsächlich die »Überfrau«, die es geschafft hatte, den Tod des eigenen Kindes in ihr Leben zu integrieren, die weiterleben wollte und die sich aufgeschlossen gab und teilweise sogar heiter präsentieren konnte!

Erst Tage später wurde mir klar, welche Langzeitwirkung meine Geschichte auf diese Menschen haben konnte. An diesem Vormittag jedenfalls glaubte ich, total versagt zu haben, weil ich das Gefühl hatte, dass es mir nicht gelungen war, ein lebendiges Gespräch oder zumindest einen regen Wechsel von Fragen und Antworten angeregt zu haben.

Ich war unendlich erleichtert, als mich zwei Tage später eine E-Mail des katholischen Theologen erreichte, in der er schrieb, dass die Gruppe sehr betroffen, aber sehr angetan von meinem Vortrag war und dass er mir noch einmal ein großes Dankeschön ausrichten solle.

KAPITEL 24

Die Einweihungsfeier für die Skulptur sollte Christi Himmelfahrt stattfinden; dieser Feiertag fiel auf den 24. Mai.

Ich hatte noch sehr viele Vorbereitungen zu treffen und einige Hürden zu überwinden.

Dazu gehörte ein Treffen mit den »Moonbeats«, einer Münsteraner Oldie-Band, die ich mir als musikalische Untermalung für meine Feier gewünscht hatte.

Ich kannte die Band, und seitdem ich einmal gehört hatte, wie der Lead-Sänger, Gerd Jörling, Eric Clapton's »Tears in Heaven« sang, stand für mich fest: Die »Moonbeats« würden der Feier den passenden Rahmen geben.

Ich telefonierte mit dem rothaarigen Cookie, der mir sofort das Okay gab, sich aber natürlich mit dem Lead-Sänger kurzschließen musste. Und den erreichte ich nie.

Ungezählte Male sprach ich ihm auf Band, er antwortete nicht. Alles lief über Cookie. Wir sprachen das zweite Lied: »Let it be« von den Beatles ab, und ich hielt ihn über Zeitpunkt und alle technischen Gegebenheiten auf dem Laufenden.

Die »Moonbeats« sind zwar nur zu dritt, doch es war natürlich nicht möglich, dass der Drummer sein Schlagzeug auf dem Friedhof aufbaute. Der Drummer ist mein Schwager, der zweite Mann meiner Schwester. Diese hatte mir zu meiner grenzenlosen Enttäuschung ihr Erscheinen nicht zugesagt, da ihre 15-jährige Tochter an diesem Tag Geburtstag feierte.

Ich war davon überzeugt gewesen, dass meine Familie auf jeden Fall kommen würde, trotz Geburtstag, aber niemand erschien.

Meine Mutter war verreist, und mein Vater wusste nicht, dass er ein totes Enkelkind zu betrauern hatte.

Aber meine besten Freundinnen hatten ihr Kommen angekündigt, und ich wusste, dass auf sie Verlass war und dass sie sich ehrlich und aufrichtig mit mir über diesen Erfolg freuten.

Außerdem ließ mich »mein Künstler« sehr intensiv an seiner Arbeit teilhaben. So hatte er mich in die Werkstatt gebeten, die den Schriftzug in den Sockel meißeln sollte.

Ich musste nicht lange über die Inschrift nachdenken. »Den tot geborenen Kindern« stand sehr schnell für mich fest, und ich blieb konsequent dabei, obwohl viele Stimmen dagegen waren.

Noch heute bin ich mir sicher, dass es keine geeignetere Inschrift hätte geben können.

Anfang Mai traf ich mich mit dem Friedhofsleiter, um die technischen und praktischen Dinge abzusprechen. Die »Moonbeats« brauchten Strom, sie wollten zwei E-Gitarren und zwei Mikrofone anschließen.

Auf einmal war alles kein Problem mehr für den Verwalter. Er erklärte mir sogar nachdrücklich immer wieder, wie groß auf dem Friedhof die Nachfrage nach diesem Projekt sei, und bat mich um Unterlagen über »Sternschnuppe« und meine Arbeit, die er auslegen könnte.

Später gestand er mir, dass er anfangs nicht an dieses Projekt geglaubt hatte, sich aber eines Besseren hatte belehren lassen, und das nahm mich sehr für ihn ein. Die wenigsten Menschen geben zu, wenn sie sich verschätzt oder sogar falsch verhalten haben.

In der letzten Woche vor der Feier telefonierte ich beinahe täglich mit dem Künstler. Es gab so viel zu besprechen, und Dr. Kirchner wollte eine tausendprozentige Arbeit abliefern.

Außerdem arbeitete ich an meiner Rede.

Von allen Seiten war mir nahe gelegt worden, dass ich eine Ansprache halten müsse. Auch Pfarrer Stephan Kreutz würde ans Mikrofon kommen, außerdem der Künstler und ein Vertreter der katholischen Kirche.

Ich sollte den Anfang machen, was mir sehr viel Unbehagen bereitete. Die Rede zu schreiben fiel mir nicht schwer, doch die Vorstellung, mit einem Mikrofon in der Hand vor vielen Menschen zu stehen und ohne Versprecher, ohne Zittern in der Stimme zwei Seiten vorzutragen, machte mich ziemlich nervös.

Natürlich war der Hauptteil eine Danksagung an alle Beteiligten, Sponsoren und Helfer. Dieser Part würde mir nicht schwer fallen.

Ich überlegte sehr lange, ob ich Ben in der Rede erwähnen sollte, und entschied mich dagegen. Unsere Beziehung war zu dem Zeitpunkt fast am Ende, und ich hatte Angst, dass er mir ein Dankeschön wieder negativ auslegen würde.

Ben hatte zwar nie Neid auf den Erfolg meiner Arbeit gezeigt, aber er war andererseits auch in keiner Weise stolz auf mich. Er nahm es – wie eben alles – scheinbar gleichmütig zur Kenntnis. Ich hatte zwar die Hoffnung, dass er trotzdem Respekt vor meiner Arbeit hatte und es nur nicht zeigen konnte, aber meine Bedenken, ein Dankeschön falsch ausgelegt zu bekommen, waren so groß, dass ich mich dagegen entscheiden musste. Noch am Abend des 24. Mai wurde meine Vermutung bestätigt.

Der große Tag war da. Es war unglaublich heiß, und ich war mir sicher, dass ich selbst in meinem ärmellosen schwarzen Minikleid fürchterlich schwitzen würde.

Der lokale Radiosender hatte mich am Tag vor der Feier angerufen und gebeten, das Projekt ankündigen zu dürfen. Ich hatte meine Zustimmung gegeben.

Die Lokalpresse hatte sich natürlich auch gemeldet; zwei Reporterinnen würden über das Ereignis schreiben.

Der WDR wollte ebenfalls jemanden schicken, der über die Feier berichten sollte. Ich hatte zwar schon meinen »Lieblingsreporter« gefragt, doch der hatte mir mitgeteilt, dass er sich als freier Mitarbeiter die Termine leider nicht aussuchen dürfte. Umso glücklicher war ich, als er doch auf dem Friedhof stand und mit der Kollegin getauscht hatte. Ihm habe ich auch die Originalaufnahme der »Moonbeats« auf CD zu verdanken. Diese CD wird immer mein kostbarer Schatz sein, denn es ist nicht nur eine wertvolle Erinnerung, sondern auch einmalig gut gesungen und mit E-Gitarre begleitet.

Am Morgen rief mich Dr. Kirchner – sichtlich nervös – noch einmal an. Ich war auch aufgeregt, und wir versuchten vergeblich, uns gegenseitig zu beruhigen.

Ben fand mein schwarzes, tief ausgeschnittenes enges Minikleid zu gewagt, denn schließlich käme ein Vertreter der katholischen Kirche und einer unserer Bürgermeister. »Rike, das kannst du nicht machen! Die fallen tot um!«, gab er zu bedenken.

»Ach, Unsinn! Das Kleid ist zwar kurz, aber ich habe schlanke Beine, und du hast selber mal darauf bestanden, dass ich es kürze! Und der Ausschnitt? Mein Gott, was soll man bei meinem Mini-Busen schon entdecken!«

Schließlich wurde auch mein Künstler zu der Kleidungsfrage zu Rate gezogen, als er während des Streitgespräches anrief. Humorvoll wie er war, sagte er nur: »Dann lassen Sie den Herren doch die Freude. Sie können sich ein kurzes Kleid doch leisten!«

Ich zog mich also nicht mehr um. Mein Julian hingegen wechselte siebenmal Hosen und T-Shirts, bis er sich endlich schön genug fand.

Um halb zwei waren wir auf Lauheide, um fünfzehn Uhr sollte die Feier beginnen. Zu meiner grenzenlosen Freude kamen Cookie und Gerti, die beiden Sänger von »Moonbeats«, schon kurz nach uns. Ich begrüßte sie mit einer stürmischen Umarmung.

Sie hatten umfangreiche Vorbereitungen zu treffen.

Ein Mitarbeiter der Friedhofsverwaltung war uns dabei behilflich. Er sorgte für Strom und schleppte Stühle zur Skulptur. Ich kümmerte mich darum, dass die beiden Sänger nicht verdursteten, denn es war sehr heiß.

Julian hatte ich zunächst bei seiner Tagesmutter abgegeben, damit er vor dem Nerven aufreibenden Aufbau nicht noch alles durcheinander brachte.

Ich rannte in einer Stunde mindestens achtmal auf die Toilette und fror vor Aufregung wie ein Schneider, obwohl es mindestens dreißig Grad hatte.

Der Künstler kam und legte eine dunkelrote Samtdecke über seine Skulptur. Wir hatten verabredet, dass wir das Werk nach meiner Rede gemeinsam enthüllen wollten.

Cookie und Gerti spielten die ersten Töne mit Verstärker. Die Leute blieben stehen. Ben wurde angesprochen und verwies auf mich als Initiatorin. Ich bekam schon vorher Glückwünsche.

Immer mehr Menschen trafen ein, ich begrüßte meine Freundinnen und die Sponsoren, die Vertreter der Stadt Münster, den Leiter des Amtes für Grünflächen und Naturschutz, Herrn Claahsen von der Stiftung Siverdes, den Bürgermeister, zwei Inhaber eines Dentallabors, die fünftausend Mark gespendet hatten, Dr. Klaus Arntz und meine Freundinnen von Alanon (Angehörige von Alkoholikern, die sich als Selbsthilfegruppe treffen).

Ich verlor den Überblick, wer alles gekommen war, wen ich kannte und wen nicht. Permanent wurde ich angesprochen und versuchte, souverän und gelassen allen Rede und Antwort zu stehen.

Meine trauernde verwaiste Karin kam, und ich nahm sie in die Arme, weil ich wusste, wie schwer es für sie war.

Meine beste Freundin Susanne stand vor mir und sah dünn und zerbrechlich aus. Ich umarmte sie fest.

Meine Freundin Hanne, die auch eine Frühschwangerschaft verloren hatte, war mit ihren beiden Töchtern da und zeigte sehr viel Gefühl und sehr viele Tränen.

Eine Bekannte, siebenundsechzig Jahre alte Oma von sechs Enkeln, kam zufällig vorbei und blieb. Sie rief mich abends an und beglückwünschte mich.

Dann war es so weit, ich sollte reden.

»Gerti, ich kann das nicht, ich hab noch nie in ein Mikrofon gesprochen!«, jammerte ich.

»Komm, Rike, ich zeig's dir, es ist ganz einfach!« Gerti war die Ruhe selbst, na ja, er war ja auch Profi.

Und dann fing ich einfach zu sprechen an. Ich merkte, dass meine Stimme schwankte, aber ich wurde immer sicherer.

Nach der Begrüßung schilderte ich den Gästen zunächst meine eigene Geschichte und beschrieb meine Gefühle während und nach der Geburt meines toten Kindes.

Dann fuhr ich fort:

Ein Jahr nach Regines Tod beschloss ich, Ansprechpartnerin für meine Schicksalsgefährten zu werden. Ich gründete die Kontaktstelle »Sternschnuppe« und ein Jahr später die Selbsthilfegruppe »Sternschnuppe«, die in diesen Tagen ihren Platz im Haus der Familie einnehmen wird. Seitdem haben unzählige Frauen, Männer und Paare den Weg zu mir gefunden. Ich habe ihnen zugehört und versucht, Trost zu spenden und Hilfe zu geben.

Viele beklagten, dass sie keinen Ort hätten, an den sie ihre Trauer tragen könnten. Auch Regine hat kein Grab. Im Krankenhaus sagte man mir, es sei »unüblich«.

In Hamburg entstand vor zweieinhalb Jahren die erste Gedenkstätte für tot geborene Kinder. Diese Idee habe ich aufgegriffen, als ich Anfang letzten Jahres diesen Gedenkplatz, den wir heute einweihen, zu realisieren begann. Dass diese Stätte gebraucht wird, habe ich immer wieder erfahren durch die vielen Anrufe und Briefe von Frauen aller Altersgruppen – und ich möchte hier unbedingt erwähnen, dass ich auch Kontakt hatte mit über 70-jährigen Frauen, die dankbar und erleichtert sind, dass sie endlich eine Trauerstätte für ihre tot geborenen Kinder erhalten.

»Dass dieser Ort hier eingeweiht wird, verdanke ich in erster Linie der Stadt Münster ...«

Die erste Passage war vorgetragen, und ich sah einmal kurz in die Menge. Herr Claahsen stand dort bewegungslos und sehr ernst. Der Künstler schien ein feuchtes Auge zu bekommen, und meine Freundinnen weinten.

Rike, was hast du nur getan, dachte ich entsetzt, du bringst die Menschen zum Weinen, das war nicht deine Absicht.

Ich bedankte mich bei allen Beteiligten für die großartige Unterstützung und Kooperation und fügte dann noch hinzu: »Einen Menschen im Hintergrund möchte ich erwähnen, für mich der wichtigste kleine Mann auf dieser Welt: Ich danke dir, mein Sohn, mein kleiner großer Julian.

Du hast oft – zu Recht – das Telefon verwünscht. Doch letztendlich hast du immer hingenommen, dass deine Mami ihre knapp bemessene Freizeit mit dir und ›Sternschnuppe‹ teilte.«

Julian saß auf dem Sandweg und malte mit einem Stöckchen Kreise. Doch nun blickte er hoch und strahlte mich an, so wie nur mein Sohn strahlen kann. Ein Lächeln, das schon immer die Sonne aufgehen ließ, und ich spürte tief und voller Dankbarkeit, wie sehr ich es liebte, mein Sonnenkind!

Ich dankte den Musikern und wandte mich dann an »meinen Künstler«: »Lieber Herr Dr. Kirchner, mir fehlen schlichtweg die Worte, um gebührend Ihr Engagement, Ihren Ehrgeiz und Ihre unermüdliche Tatkraft zu beschreiben. Als Sie mir die ersten Skizzen vorstellten und ich Ihren in dieser Sache stets ungebrochenen Idealismus erleben durfte, fühlte ich mich bei Ihnen in menschlicher und künstlerischer Hinsicht sogleich gut aufgehoben. Diese Skulptur ist nicht nur etwas Besonderes, weil der Anlass ein ganz besonderer ist. Sie spiegelt wider, was wir verwaisten Mütter nicht weitergeben dürfen: die Liebe zu unseren ganz Kleinen, die nicht leben durften.

Ich danke Ihnen allen! Danke im Namen der ungezählten Eltern, die ihr Kind nicht begraben durften und endlich wissen, wohin sie ihre Tränen tragen können.«

Ich blickte nur selten hoch, doch einmal sah ich Ben herumhuschen und Fotos machen. Das rührte mich so sehr, dass ich spontan ein zärtliches Danke für ihn einbaute: »Und ich danke auch dir, Ben, dass du meine Zweifel ausgeräumt hast und an mich geglaubt hast und dass du stolz auf mich bist!«

Ben sah verlegen zur Seite. Ich hätte mir so sehr ein Lächeln gewünscht ...

Ich war am Ende, entschuldigte mich für meine Unbeholfenheit beim freien Sprechen und erntete Beifall, wie ich ihn nie erwartet hätte.

Der Künstler und ich enthüllten die Skulptur. Ich war die Erste, die laut klatschte, und alle anderen taten es mir gleich.

Pfarrer Kreutz hielt seine Rede. Ich kannte sie bereits, wir hatten uns abgestimmt, und ich war sehr angetan von seinen Worten.

Dann kündigte ich die »Moonbeats« mit »Let it be« an.

Nach dem Song sprach der Künstler über seine Arbeit, seine Emotionen, über mich und mein Projekt und bedankte sich bei all seinen Helfern.

Ein Pater sprach für die katholische Kirche, und zum guten Schluss spielten und sangen die »Moonbeats« »Tears in heaven«.

Sehr viele Taschentücher wurden gezogen, und ich konnte mich auch nur knapp beherrschen. Sie bekamen viel Beifall, und ich war mächtig stolz, dass sie für mich aufgetreten waren!

Ben, Julian und ich gingen zur Skulptur und stellten jeder eine Pflanze ab.

Damit übergaben wir das Kunstwerk quasi der Öffentlichkeit, den Trauernden, die hier ihrer toten Kinder gedenken durften.

Die Feier war vorbei, wir fuhren nach Hause.

Es war ungewöhnlich heiß für die Jahreszeit. Auf dem Friedhof war ich pausenlos von Mücken gestochen worden, und als ich mich zu Hause umzog, waren meine Beine geschwollen von den vielen Stichen. Ich reagiere stark auf Insektenstiche, und gegen Abend bekam ich sogar Fieber.

Ben öffnete eine Flasche Sekt, und wir stießen auf meinen Erfolg an.

Julian fuhr mit dem Fahrrad durch die Gegend, er hatte ein paar Freunde getroffen und klingelte – wie üblich – nur gelegentlich, um Geld für ein Eis zu erbetteln oder um eine Dose Limo zu holen.

Ben wurde immer redseliger, die zweite Flasche wurde aufgemacht, und ich bemühte mich, meine Müdigkeit und den Wunsch nach Ruhe zu unterdrücken. So schön und erfolgreich die Feier auch gewesen war, sie hatte mich viel Kraft gekostet, und ich fühlte mich ausgelaugt und erschöpft.

Ein paar Mal wurde ich noch angerufen und beglückwünscht.

Am meisten freute ich mich über den Anruf der alten Dame, die nur zufällig mit ihrer Freundin auf dem Friedhof gewesen war. »Ich will Sie nicht lange stören, ich wollte Ihnen nur sagen, dass ich sehr beeindruckt war! Ich wusste gar nicht, was dort heute gefeiert wurde, und ich habe Sie, liebe Frau Rosenfeld, auch nicht sofort erkannt! Sie sind ja noch zarter und kleiner geworden ...«

»Ach ja? Das fällt einem selber natürlich nicht auf«, entgegnete ich ein wenig hilflos.

»Aber Sie sahen entzückend aus in diesem Kleid, und Ihre Rede hat mich tief ergriffen! Und sicher nicht nur mich. Wie geht es Ihnen denn?«

»Eigentlich recht gut! Ich habe einen schönen Job, und sonst läuft alles wie bisher!«

Ich war hilflos. Diese nette ältere Dame wusste um das Alkoholproblem meines Ex-Freundes, und sie wusste höchstwahrscheinlich auch, dass meine jetzige Partnerschaft auch mit Problemen beladen war.

»Der Julian macht sich gut?«

»Ja, na ja, er leidet darunter, dass der Vater so unzuverlässig ist. Wir haben den Kontakt auch abbrechen müssen. Julian ist sehr unausgeglichen.«

»Wie schaffen Sie das alles? Dieses Projekt muss Sie eine Menge Kraft gekostet haben?«, fragte sie weiter.

»Das meinen alle. Es war nicht schwer. Ich bin offene Türen eingerannt. So viel Zeit hat es mich nicht gekostet. Es hat ja auch Spaß gemacht!« Diese Aussage hatte ich mittlerweile schon zig Mal gemacht.

Es gab kaum jemanden, der nicht der Ansicht war, dass ich überhaupt keine Sekunde Freizeit mehr hätte, dass ich Tag und Nacht arbeiten würde und wahrscheinlich deshalb immer dünner wurde. Dass es private und gesundheitliche Probleme waren, band ich natürlich nicht jedem auf die Nase.

»Sie wirkten auf jeden Fall sehr zerbrechlich, und ich habe auch gesehen, dass Sie Schmerzen haben. Sie haben sich immer wieder die Hand in den Rücken gelegt.«

»Ich hatte einen Bandscheibenvorfall, zwar nur einen leichten, aber wenn ich hochhackige Pumps trage, merke ich es noch«, klärte ich die Dame auf.

Ben hatte inzwischen den Herd eingeschaltet. Wir wollten Pizza essen. Die zweite Flasche Sekt war auch schon zur Hälfte leer, und ich fühlte mich immer unbehaglicher angesichts der Tatsache, dass es erst neunzehn Uhr war.

Ich zog mich ein wenig zurück. Ben rannte hin und her, auf den Balkon, zu mir, machte den Fernseher an und redete unermüdlich.

Ich lag auf meinem Bett, schwitzte immer noch und behandelte meine Mückenstiche mit einer Salbe gegen Allergien. Es gab kaum noch einen Quadratzentimeter Haut auf meinen Beinen, der nicht von Mücken malträtiert worden war.

Gegen einundzwanzig Uhr kam es dann zu einem Streit, der mir immer unvergessen bleiben wird.

Julian sagte plötzlich zu mir: »Mami, hast du mein Fahrrad reingetragen?«

»Nein, ich dachte, das hättest du Ben gesagt?«

Julian rannte in den Hausflur und kehrte bestürzt zurück.

»Es ist weg!«, jammerte er.

»Ben, hast du Julians Rad reingetragen?«, rief ich.

»Oh, nein, noch nicht, ich mache es gleich!«

»Das geht nicht mehr, es ist gestohlen worden!«, entgegnete ich trocken.

»Wie? Gestohlen? Das ist doch Quatsch!«, kam es gereizt zurück.

»Überzeug dich selbst!«

Julian war wieder nach draußen gelaufen und suchte die Gegend ab. Ben rannte hinterher.

Nach einer Viertelstunde kamen sie beide wieder.

»Das ist tatsächlich nicht aufzufinden. Ich bin davon überzeugt, dass es morgen wieder vor dem Haus steht«, behauptete Ben.

»Warum sollte es morgen wieder da stehen?«, erkundigte ich mich.

»Was weiß ich, das klaut doch niemand!«

»Es ist ein schönes, intaktes Sportrad. Das wird gern genommen, und es wird morgen Früh ganz sicher nicht vor dem Haus stehen. Du glaubst doch nicht im Ernst, dass es sich jemand ausgeliehen hat! Aber ich habe das ja schon lange kommen sehen. Wie oft habe ich morgens, wenn ich zur Arbeit fuhr, dieses Rad in den Keller gebracht, weil es abends vergessen wurde. Ich habe dir diesen Job seit dem Bandscheibenvorfall überlassen. Und das hätte ich nicht tun sollen! Genau wie du, mein lieber Sohn, auch längst nicht immer daran gedacht hast, dass dein Fahrrad über Nacht nicht draußen stehen soll!«

Mit diesen Worten gab ich den Auftakt zu einem fürchterlichen Streit. Und irgendwann fiel der Satz:

»Erst dankst du mir in deiner Rede, und dann machst du ein paar Stunden später Theater! Du bist eine Heuchlerin!«, schrie er mich an.

Ich sagte nichts mehr, ich weinte nur noch. Mein sechster Sinn hatte mich davor gewarnt, mich in aller Öffentlichkeit bei meinem Lebenspartner zu bedanken. Ich hätte auf meine innere Stimme hören sollen.

Ich versuchte, Ben klarzumachen, dass meine Worte ehrlich gemeint waren und dass meine Wut über den Fahrraddiebstahl, der sich hätte vermeiden lassen können, damit nichts zu tun hätte, aber ich hatte keine Chance mehr.

Julian nahm mich in den Arm. Er dachte, ich würde um das Rad weinen.

»Ich laufe morgen die ganze Gegend ab, Mami. Es tut mir Leid! Mami, bitte, nicht weinen!« Seine klebrigen, schmutzigen Kinderhände strichen mir die Haare aus dem Gesicht.

Ich küsste ihn und drückte ihn an mich.

»Ist ja gut, mein Junge, ist ja gut!«, flüsterte ich.

Diese Szene schien Ben noch mehr zu reizen, doch ich hörte nicht mehr hin.

Ich war unendlich traurig, dass »mein« Tag so enden musste, aber ich fasste einen Entschluss. Ich würde jetzt alles unternehmen, um diese Partnerschaft mit einer räumlichen Trennung zu beenden.

Am nächsten Tag schon wollte ich morgens den Fahrraddiebstahl melden und dann trotz meiner Rückenschmerzen mit der Renovierung unserer Wohnung beginnen.

Ben fand kein Ende, unser Streit ging bereits über drei Stunden.

Ich saß bedrückt in meinem Zimmer und stellte mir vor, wie mein Künstler diesen Abend erlebte. Sicherlich viel angenehmer als ich!

Und Ben rannte weiter durch die Wohnung.

Jedes Mal, wenn er an meinem Zimmer vorbeikam, musste er schnell irgendetwas loswerden, das ich aber bereits nicht mehr hörte, denn ich hatte mir meinen tragbaren CD-Player aufgesetzt und die Musik laut gestellt.

Meine Tränen liefen unablässig. Ich war wütend auf mich selbst, weil ich den Auftakt zu diesem Streit geliefert hatte. Ich hätte es besser wissen müssen!

Irgendwann hielt ich es nicht mehr aus. Ich hatte mittlerweile weit über achtunddreißig Fieber von den Mückenstichen, und mein Kopf schien zu zerbersten. Außerdem fröstelte ich unentwegt, obwohl es immer noch hochsommerlich warm war.

Während ich anfangs noch mächtig gekontert hatte, ausfallend und zynisch geworden war, hielt ich seit mindestens zwei Stunden den Mund und reagierte nur noch mit lautlosen Tränen.

Als ich hörte, dass Ben auf dem Balkon war, schlich ich aus der Wohnung. Ich musste ein paar Minuten Abstand gewinnen.

Für eine Weile setzte ich mich in mein Auto und versuchte, ruhiger zu werden.

Ich verspürte das dringende Bedürfnis nach Schlaf und Wärme, sehnte mich danach, ungestört in meinem Bett liegen zu dürfen und meine schmerzenden Glieder auszustrecken.

Es war kurz nach ein Uhr, als ich wieder die Wohnung betrat. Ben stand im Flur.

»Rike ...«, sagte er sanft. Mir war bewusst, dass ich wieder einen großen Fehler machte, wenn ich jetzt auf dieses

Friedensangebot nicht einging. Aber mich an ihn zu lehnen und ihm mein Entgegenkommen zu signalisieren, konnte ich einfach nicht. Das wäre geheuchelt gewesen!

Er hatte mir schließlich diesen Tag, der so wichtig für mich gewesen war, verdorben.

Ich ging ins Bad und schloss leise hinter mir ab. Im Spiegel sah ich mein verquollenes Gesicht. Ich brauchte mich kaum noch abzuschminken, auch das beste Make-up hielt einem dreistündigen Weinkrampf nicht stand.

Ich cremte mir das Gesicht ein, denn meine Haut brannte wie Feuer. Dann putzte ich mir die Zähne und lauschte an der Badezimmertür. Ich hoffte, ungesehen in mein Bett zu kommen, doch das war fast aussichtslos. Im Gegenteil, ein leichtes Klopfen war an der Tür zu hören.

»Rike, ist alles in Ordnung mit dir?«

»Ja.«

Ich hörte, wie sich seine Schritte entfernten, und schlich schnell aus dem Bad.

Dann schlüpfte ich in mein Bett, ohne Licht zu machen, und hoffte, dass Ben mich nicht mehr ansprechen und irgendwann in sein Bett gehen würde. Doch es kam anders.

»Soll ich hier schlafen?«, ertönte es von der Tür.

»Leg dich einfach dahin, wo du liegen möchtest. Ich bin jetzt wirklich müde ...«

»Warum kannst du nicht mal klar und deutlich sagen, was du willst!«

»Schrei nicht so, Julian wird wach!«

»Das musst du gerade sagen, wer hat den ganzen Abend gekeift!«, konterte er.

Jetzt reichte es mir. Ich setzte mich auf, knipste das Licht an und sah ihn wütend an. »Es ist nach ein Uhr, ich habe Fieber und Schmerzen, ich bin müde und sehr traurig, dass einer der bedeutendsten Tage in meinem Leben so geendet hat. Ich will einfach nur schlafen. Wenn du dich zu mir legen willst, dann tu das, aber bitte hör jetzt auf zu meckern.«

Wieder liefen meine Tränen! Ich legte das Gesicht in die Hände und schluchzte.

Irgendwann in dieser Nacht war Ruhe. Irgendwann lag er neben mir und wollte mich auch noch in den Arm nehmen. Ich war bis an die äußere Kante meines Bettes gerückt.

Als Ben schlief und anfing zu schnarchen, ging ich in mein Arbeitszimmer und rollte mich dort zusammen auf der kleinen harten Couch. Das war unbequem, aber immer noch besser, als seine Nähe ertragen zu müssen.

Dass er mir diesen Tag so verdorben hatte, wollte und konnte ich ihm nicht verzeihen. Meine Arbeit mit »Sternschnuppe« und meine Verpflichtung all den verwaisten Eltern gegenüber veranlassten mich an diesem Abend, emotional und bald auch räumlich die Trennung von Ben zu vollziehen.

KAPITEL 25

Langsam wuchs meine Popularität. Während ich 1997 bei Gründung meiner Kontaktstelle die Zeitungen anrief und sie bat, über mein Vorhaben zu berichten, war es schon im Jahr darauf umgekehrt. Die Zeitungen und Rundfunksender riefen bei mir an, und meine Mitwirkung bei Workshops und Trauertagungen war begehrt. Ich stellte mich für Interviews zur Verfügung, sofern es meine Zeit erlaubte und ich von der Sache überzeugt war.

Im August 1999 hatte mich eine Beratungsstelle in Münster um die Teilnahme an einem Workshop gebeten, an dem auch die Autorin Hannah Lothrop teilnehmen wollte.

Leider musste ich absagen, weil ich beruflich in einem Fortbildungskurs steckte und an diesem Tag eine Klausur schrieb. Ich hatte lange hin und her überlegt, die Ärztin dieser Beratungsstelle hatte mich oft angerufen und inständig gebeten, doch mein beruflicher Ehrgeiz siegte.

Heute bin ich traurig darüber, denn Hannah Lothrop ist inzwischen verstorben, und ich würde viel darum geben, diese Frau kennen gelernt zu haben. Ich kenne kaum eine verwaiste Mutter, die ihr Buch nicht gelesen hat.

Immerhin haben wir gemeinsam einen ausführlichen Radiobeitrag eines Lokalsenders bestritten. Hannah Lothrops Interview wurde meiner Befragung als betroffener Mutter und Anlaufstelle für Münster und Umgebung vorangestellt. Sinngemäß haben wir uns sehr ähnlich zum Thema Tot- und Fehlgeburt geäußert, wobei Hannah Lohtrop natürlich über einen ganz anderen Erfahrungsschatz mit betroffenen Eltern verfügte als ich. Dass ich die Gelegenheit hatte, sie kennen zu lernen und diese versäumt habe, werde ich mir niemals verzeihen. Dass ich die Ehre hatte, in einem Radiobeitrag neben ihr erwähnt zu werden, wird mich immer mit Stolz erfüllen.

Bei all den Interviews hatte ich immer die Sorge, dass man mir nachsagen könnte, ich wolle meine Popularität vor die Sache an sich stellen.

Doch um Geld für meine Skulptur zu sammeln, musste ich mithilfe der Medien bekannt werden.

Als die Bild Zeitung anrief, erbat ich mir ein paar Tage Bedenkzeit. Doch da dieses Blatt nun mal eine große Auflage hat, versprach ich mir von einem Interview sehr viele Spenden.

Nachdem ich mit einigen Menschen meines Vertrauens darüber gesprochen hatte, stimmte ich zu. Eine Reporterin nebst Fotograf erschien in Münster, und »Das Tal der Tränen« wurde am nächsten Tag ohne Spendenaufruf abgedruckt.

Ich war stinksauer. Sachliche Fehler in dem Artikel konnte ich verschmerzen, das passierte häufiger. Aber dass das Spendenkonto nicht abgedruckt worden war, machte mich wütend, und ich rief in der Redaktion an.

»Das sei nicht üblich!«, war die lakonische Antwort.

Eine Freundin beruhigte mich. »Soooo schlecht ist der Artikel doch nicht! Warte ab, jetzt kommen Anrufe, und du kannst allen das Spendenkonto nennen!«

Anrufe und Faxe kamen. Doch wie immer, wenn ich irgendwo mit Bild erschienen war, waren auch Anrufe von allein stehenden Männern dabei, die glaubten, dass die allein erziehende Mutter unbedingt männlichen Beistand brauchte, und mir diesen anboten.

Konfuse Faxtexte von Männern, die sich einbildeten, sich in die dunklen Augen der »zierlichen Powerfrau« verliebt zu haben, trudeln täglich ein. Selbst erdachte Liebesgedichte, Blumen durch Fleurop bis hin zu täglichen Anrufen.

Einige waren darunter, die sehr schnell Besitz ergreifend wurden, weil ich mich telefonisch eine Weile mit ihnen unterhalten hatte.

Es waren auch Männer darunter, die mir Angst machten. Ein verwitweter Lehrer aus Süddeutschland, der erst sehr nett und wenig aufdringlich nach dem Spendenkonto fragte und mir schließlich dicke Briefumschläge mit Fotos seiner verstorbenen Frau und seines Sohnes sowie mit seitenlangen Bekenntnissen aus seinem Leben zuschickte. Dann folgten Liebesbriefe, die ich gar nicht mehr las, sondern peinlichst berührt sofort wegwarf. Irgendwann wurde dieser Mann dann unverschämt und penetrant. Er beschimpfte mich über Handy, weil ich tagelang auf seine SMS nicht reagiert hatte.

Gott sei Dank war die Sache bald ausgestanden, da er in Süddeutschland lebte.

Viel schlimmer setzte mir die Verfolgung eines Mannes zu, der sich anfangs als Freund eines Ehepaares ausgab, das ein Kind verloren hatte, und mich immer wieder anrief und um Rat bat.

Sehr dezidiert schilderte er die seelische Verfassung der Ehefrau, sodass ich überhaupt keinen Verdacht schöpfte. Ich bat ihn zwar immer wieder, das Ehepaar doch einfach direkt an mich zu verweisen, war aber nicht verwundert, als er sagte, die beiden seien so erstarrt in ihrem Schmerz, dass sie niemanden an sich heranließen.

Schließlich bat er mich um ein persönliches Treffen. Er wollte Unterlagen von mir haben, die ich ihm selbstverständlich – wie allen anderen verwaisten Eltern auch – gern überlassen würde. Er erklärte mir, dass er »sowieso in der Nähe« sei und ob wir uns nicht auf ein Glas Wein verabreden könnten.

Ich sagte zu, konnte aber nicht verhehlen, dass ich nun doch etwas misstrauisch geworden war.

Kaum saß ich mit dem Mann in einem Lokal, erklärte er mir, dass er sich in mein Foto und meine Stimme verliebt hatte. Nun, da ich vor ihm säße, würde ich seine kühnsten Erwartungen übertreffen. Ich sei die schönste Frau, die er je gesehen hätte und so weiter und so fort.

Ich war trotz allem total überrumpelt und fragte nach dem verwaisten Ehepaar. Das gäbe es gar nicht, gestand er mir.

Wütend stand ich auf und wollte ohne ein weiteres Wort das Lokal verlassen.

»Bleiben Sie, bitte!!!«, beschwor er mich.

»Ist Ihnen eigentlich bewusst, was Sie getan haben? Ich will Menschen helfen, die das Schlimmste erlebt haben, was Eltern widerfahren kann, und Sie stehlen mir hier meine Zeit!«, schimpfte ich.

»Ich wusste nicht, wie ich an Sie herankommen soll ...«, entschuldigte er sich.

»Überhaupt nicht! Wenn ich einen Mann suche, gebe ich eine Kontaktanzeige auf, gehe in eine Disco oder zum Zahnarzt, aber ich gründe bestimmt keine Anlaufstelle für verwaiste Eltern!«

Mit diesen Worten rannte ich aus dem Lokal und sprang so schnell in mein Auto, dass er keine Gelegenheit mehr hatte, mich einzuholen.

Es ist sicher verständlich, dass ich heute etwas misstrauisch reagiere, wenn mich ein Mann anruft und Auskünfte über »Sternschnuppe« einholen will.

KAPITEL 26

Im April 2001 hatte ich eine Verabredung mit der Leiterin einer Familienbildungsstätte. In diesem Haus gab es seit vielen Jahren einen Trauerkreis für verwaiste Eltern.

Man bot mir nun an, einen zweiten Kreis zu leiten, der für Eltern bestimmt sein sollte, die ein Baby während der Schwangerschaft verloren haben.

Ich war sehr froh über dieses Angebot, weil ich mich nun nicht mehr um die Organisation einer Gruppe zu kümmern hatte.

Im Juni 2001 fand der erste Gesprächskreis in der Familienbildungsstätte statt. Meine Selbsthilfegruppe hatte ich mitgenommen, und ich hoffte sehr, dass die Gruppe künftig in Größe und Zusammensetzung einigermaßen stabil blieb.

Doch die Werbung lief nur langsam an, und meine anfängliche Hoffnung, meine Gruppe, die zu dem Zeitpunkt sehr klein war, würde nun größer und stabiler werden, war schnell begraben.

Es sprach sich auch nur langsam herum, was sich hinter dem Namen »Sternschnuppe« verbarg.

Da ich bis zum Ende des Jahres sehr viel mit der Neuorganisation meines eigenen Lebens zu tun hatte, nachdem ich mich im September 2001 von Ben getrennt hatte, blieb mir keine Zeit und keine Kraft, mich nun noch um den Aufbau und den Erhalt der Gruppe zu kümmern.

Im November fragten mich meine Gruppenmitglieder, ob die Familienbildungsstätte wieder einen Gottesdienst anlässlich des weltweiten Gedenktages für die verwaisten Eltern feiern würde.

Immer am 2. Sonntag im Dezember können Eltern, die ein Kind verloren haben, um neunzehn Uhr eine Kerze ins Fenster stellen. Aufgrund der Zeitverschiebung bildet sich ein Lichterkranz rund um den ganzen Globus. In vielen deutschen Städten und in Amerika werden an diesem Tag Gottesdienste gefeiert.

In diesem Jahr war der 2. Sonntag im Dezember der 9. Dezember. Die Familienbildungsstätte teilte mir eine Woche vorher mit, dass sie keinen Gottesdienst feiern könnte. Ich war überrascht. Warum hatte man sich nicht an mich gewandt und mich um die Ausrichtung gebeten?

Doch ich wollte meinen Trauernden eine solche Gedenkfeier anbieten.

Ich fand einen Pfarrer im Nachbarort von Hiltrup, der sich sofort bereit erklärte, einen Gottesdienst auszurichten. Wir trafen uns am nächsten Tag in der Hiltruper Christus-Kirche und besprachen den Ablauf.

Aus dem Internet hatte ich mir Auszüge aus früheren Gedenkgottesdiensten in anderen Städten heruntergeladen und wollte selbst auch eine Ansprache halten (siehe Anhang). Ich hatte Vordrucke hergestellt, die wir am Kircheneingang abgeben wollten. Auf diesen Blättern konnten die Eltern die Namen ihrer toten Kinder eintragen. Gegen Ende des Gottesdienstes wollte ich die Namen einzeln vorlesen, und Julians Tagesmutter, die selbst zwei Fehlgeburten hatte, sollte für jedes verstorbene Kind eine Kerze anzünden.

Nachmittags telefonierte ich noch mit einem Ehepaar, das lange meine Selbsthilfegruppe besucht hatte.

Dieter und Petra mussten dreimal ein totes Kind zur Welt bringen. Beide leiden offensichtlich an einer noch nicht diagnostizierten Erkrankung, die irgendwann im Laufe der Schwangerschaft bei Petra zu einer Plazentainsuffizienz führt, sodass die Kinder nicht mehr weiterwachsen, also retardieren. Wenn keine Chance mehr bestand, mussten Dieter und Petra sich zum Fötizid entschließen, das heißt, mit einer Spritze durch die Bauchdecke wurde der nicht lebensfähige Fötus getötet, damit Petra ihn dann in den nächsten Stunden gebären konnte.

Noch nie habe ich ein Paar erlebt, das mit so viel Kraft und Optimismus jede neue Schwangerschaft auf sich nahm und auch den Tod der Kinder immer wieder verkraftete. Die beiden waren in ihrer Trauer eine Einheit, ihre Liebe schien so unendlich zu sein, dass sie es gemeinsam schafften, dieses Schicksal anzunehmen.

Aber jetzt hatte Petra vor wenigen Tagen ein knapp fünfhundert Gramm leichtes Baby bekommen, das auf der Intensiv-Station lag.

Ich war unendlich glücklich, dass die beiden endlich ein lebendes Kind bekommen hatten, und die Prognose, dass der Kleine es schaffen würde, war recht gut. Die beiden waren dankbar, dass ich die Namen ihrer verlorenen Kinder während des Gottesdienstes vorlesen wollte.

Am 9. Dezember traf ich mich eine halbe Stunde vor dem Gottesdienst mit dem Pfarrer in der Kirche, um noch einmal alles durchzusprechen.

Er hatte ein Dia von der Skulptur auf Lauheide bekommen und wollte es während meiner Ansprache im Großformat an die Wand werfen. Ich hatte meinen CD-Player mitgebracht, weil ich »Tears in Heaven« von Eric Clapton abspielen wollte.

Julian hatte mich morgens noch überrascht. Er wollte ein Gedicht aufsagen. »Ich hab doch auch meine Schwester verloren, warum darf ich nicht mitmachen?«, fragte er mich.

»Natürlich darfst du mitmachen, komm, wir suchen mal in deinem Lesebuch nach einem Gedicht«, sagte ich völlig überwältigt.

»Ich hab schon eines«, verkündete mein superschlauer Sohn. Und er hatte tatsächlich einen passenden Sechszeiler gefunden, den er auswendig, ohne Versprecher und angstfrei vortrug.

Nachdem ich alle Namen vorgelesen hatte, forderte ich die Anwesenden auf, selbst nach vorn zu kommen und weitere Kerzen für jemanden zu entzünden, dessen sie gedenken wollten.

Es waren nicht viele Besucher in der Kirche, doch aufgrund der kurzen Ankündigungszeit hatte ich auch nicht mehr erwartet. Alle kamen und entzündeten ihre Kerzen.

Auch Dr. Kirchner war gekommen und hatte sehr ergriffen mit seinem Sohn zugehört. Nun trat er nach vorn und entzündete zwei Kerzen.

Nach dem Gottesdienst bekam ich Dankesworte und Lob für meine Worte. Und ich nahm mir fest vor, im nächsten Jahr einen Gottesdienst von langer Hand vorzubereiten und anzukündigen.

Im nächsten Jahr würde die Kirche voll sein!

KAPITEL 27

Ich erinnere mich an viele Trauergespräche. Einige beschäftigten mich sehr lange, vor allem, wenn mir die Frauen oder Männer, mit denen ich mich unterhielt, keinen Zugang zu sich gewähren wollten, obwohl sie sich sehr häufig meldeten. Diese Erlebnisse belasteten mich stets ein wenig, und manchmal machten sie mich auch wütend.

Wie zum Beispiel Christa.

Sie hatte drei Mal ein Kind verloren, aber sie bekannte sich weder zu der Tatsache, überhaupt schwanger gewesen zu sein, noch zu ihren Kindern.

Christa rief mich irgendwann an und sprach mir auf den Anrufbeantworter. Ich rief zurück und hatte den Eindruck, ganz fürchterlich zu stören. Sie war abweisend, ja sogar richtig unfreundlich.

Es dauerte lange, bis sie mir überhaupt erzählte, was ihr widerfahren war. Ich musste bohren und quälen, bis sie die letzte Totgeburt als »diese Sache, die mir da passierte« zugab. Dass es um eine Fehl- oder Totgeburt ging, war mir klar, denn Christa hatte nicht mich, sondern die »Kontaktstelle Sternschnuppe« angerufen.

Nach vielen verzweifelten Gesprächen hatte ich sie so weit, dass sie wenigstens im eigenen verborgenen Kämmerlein ein Bild von ihrem letzten verstorbenen Baby aufstellte und diesem Jungen einen Namen gab.

Christa lebte allein und arbeitete mit behinderten Menschen. Das täte sie nicht, wenn sie Menschen nicht mögen würde. Behinderte können wie kleine Kinder sein, und Christa liebte ihre Kranken. Sie liebte auch ihren Job, doch sie bekam nach der dritten Totgeburt Schwierigkeiten am Arbeitsplatz. Warum man nicht mehr mit ihr auskam oder sie nicht mehr mit den anderen, konnte ich nie so ganz ergründen. Vermutlich hatte sie sich sehr zurückgezogen und ihre Kollegen dadurch oftmals vor den Kopf gestoßen. Oder aber die Kollegen hatten die Schwangerschaften bemerkt und geglaubt, sie habe ihre Babys weggegeben.

Christa bat um ihre Versetzung, doch es gab keine Möglichkeit. Auch ihr Chef war ihr nicht wohl gesonnen, und ewig gerieten die beiden aneinander.

Für mich war schlimm, dass Christa nie genau erzählte, was los war und was genau sie quälte. Ich hatte kaum eine Möglichkeit, ihr zu sagen, was sie erstens, zweitens, drittens tun sollte. Bis zuletzt begriff ich nicht, was alles an ihrem Arbeitsplatz schief gelaufen war.

Eines Tages fuhr ich zu ihr. Wie immer war sie unfreundlich und wollte mich nur ungern in ihre Wohnung lassen. Doch nachdem wir eine Weile geredet hatten, erzählte sie mir von dem Vater der toten Kinder. Ein verheirateter Mann aus Bonn, der sie ab und an besuchte. Er schien sie aber wirklich sehr zu lieben.

Dieses Gespräch in Christas Wohnung schien ihr und auch mir eine Menge gegeben zu haben. Jedenfalls schrieb sie anschließend auf mein Raten einen Brief an ihr letztes verstorbenes Kind. Und sie ließ mich spüren, dass ich ihr sehr geholfen hatte.

Oft machte ich sie darauf aufmerksam, wie wichtig es für sie sei, dass sie ihre Kinder nicht weiter verleugnete.

»Christa, das haben Ihre Kinder nicht verdient! Sie haben einen Platz in Ihrem Leben. Bitte räumen Sie ihnen diesen Platz auch ein, und geben Sie ihnen Namen und einen Ort, an dem Sie ihrer gedenken können. Stellen Sie sich vor, dass es Ihre Kinder sind und dass sie das Gleiche tun würden, wenn sie am Leben wären! Es gibt keinen Grund, die Trauer zu verbergen oder die toten Kinder zu verschweigen!«

Sie sah mich an und überlegte lange. Angeblich führte dieser Vortrag dazu, dass sie endlich weinen konnte und danach den Brief an den letzten kleinen Jungen schrieb.

Dann kündigte Christa an, dass sie sich das Leben nehmen wolle.

Ich erhielt diese Nachricht auf dem Anrufbeantworter und sauste sofort los. Sie war nicht zu Hause und auch telefonisch den ganzen Tag nicht erreichbar. Aus Sorge um sie rief ich sogar an ihrem Arbeitsplatz an.

Wenn sie sich etwas angetan hatte, würde ich nie wieder meine Hilfe als Trauerbegleiterin anbieten. Dann hätte ich auf der ganzen Linie versagt und würde ein Leben lang brauchen, um damit fertig zu werden.

Stunde um Stunde suchte ich sie. Ich fuhr mindestens fünfmal zu ihrer Wohnung, hinterließ dort eine Nachricht, klingelte bei den Nachbarn, doch niemand konnte mir helfen.

Als ich das dritte Mal am Arbeitsplatz anrief, verband man mich mit Christas Kollegin. Diese erzählte mir, dass Christa seit einer Woche krank geschrieben sei und sie sich ebenfalls Sorgen machen würde. Die Frau war die Einzige, die überhaupt wusste, dass Christa drei Mal schwanger gewesen war.

Christa hatte sowohl die Schwangerschaften als auch die Geburten geheim gehalten. Nun konnte natürlich auch niemand ihr verändertes Wesen verstehen.

Wir überlegten, was zu tun sei. Doch da wir beide keine

Ahnung hatten, wo sie sich aufhalten könnte, blieb uns nichts anderes übrig, als abzuwarten.

Gegen Abend rief mich Christas Kollegin an. Christa war bei ihr aufgetaucht und saß nun wie ein Häufchen Elend in der Ecke, weil sie mittlerweile begriffen hatte, in welche Aufregung sie mich versetzt hatte.

Ich bestand darauf, mit ihr zu sprechen, und ich machte ihr unmissverständlich deutlich, dass sie zwar jederzeit zu mir kommen könne, dass sie mich Tag und Nacht anrufen oder aufsuchen dürfe, dass ich einen Arzt, Psychologen, eine psychosomatische Klinik, was auch immer sie wünsche, besorgen würde, aber dass sie mich nie wieder in so eine Aufregung versetzen dürfe!

Sie entschuldigte sich kleinlaut, und wir verabredeten uns für einen der nächsten Abende.

Christa kam mit ihrer Kollegin zu mir, und es wurde ein quälendes, langes Gespräch. Sie war weiterhin nicht bereit, zu ihren Kindern zu stehen. Der Ärger mit ihrem Chef beruhte nicht zuletzt darauf, dass sie anlässlich der Totgeburten einige Zeit gefehlt hatte und seine sicherlich wohlwollenden Fragen, was ihr denn zugestoßen sei, unfreundlich abgewehrt hatte. Sie hatte sich überall die Türen zugeschlagen. Sich und ihren Kindern.

Ich begann einzusehen, dass es jetzt, nach der dritten Totgeburt, schon fast zu spät war, Mitarbeiter und Vorgesetzte aufzuklären. Man würde ihr vermutlich nicht eine Silbe glauben.

Ich bot an, mit ihr zum Chef zu gehen, doch sie lehnte es ab, wie sie auch jede Hilfestellung der Kollegin in dieser Hinsicht abgewiesen hatte.

Einige Gespräche führte ich noch mit Christa, unterhielt mich auch noch ein paar Mal mit der Kollegin, aber eigentlich konnte ich ihr nur sehr wenig helfen. All meine Bemühungen, ihren Kindern Namen zu geben, eine Psychotherapie zu beantragen, am Arbeitsplatz etwas zu klären, waren umsonst.

Es gelang mir auch nicht herauszubekommen, ob sie dem Vater der Kinder jemals etwas gesagt hatte. Der spielte sowieso schon lange keine Rolle mehr in ihrem Leben. Trotzdem vermutete ich, dass er nichts wusste und sie die Beziehung nach dem Tod des letzten Kindes einfach beendet hatte.

Dann schien Christa zu erkennen, dass mir die Hände gebunden waren, weil sie all meine Ratschläge und Hilfeleistungen ablehnte. Sie rief mich nie wieder an, und ich erreichte sie auch nicht mehr. Ich sprach noch ein paar Mal auf ihren Anrufbeantworter, schrieb ihr noch einmal, aber sie reagierte nicht darauf.

Christa ist eine Frau, die es wahrscheinlich niemals schaffen wird, den Tod der Kinder in ihr Leben zu integrieren. Denn sie hat die Schwangerschaften und ihre Kinder verleugnet.

Sie hat ihre toten Kinder als »die Sache, die mir passierte« bezeichnet. Sie hat gelitten und Hilfe gesucht, aber sie hat die Hilfe, die ich ihr anbot, nie angenommen.

Leider kann ich mir immer noch sehr gut vorstellen, dass Christa irgendwann zu einem Suizidversuch fähig sein wird. Sie hat sich selbst in eine so ausweglose Situation gebracht, in der nur noch Verzweiflung, Trauer und das Unvermögen, sich den anderen mitzuteilen, regiert.

Und ich bin lediglich eine Schicksalsgefährtin, die kein Recht hat, Christa zwangsweise auf den richtigen Weg zu schicken.

So ähnlich erging es mir auch mit Charlene.

Sie rief mich eines Tages an und bat sofort um ein persönliches Treffen. Schon diese Verabredung gestaltete sich als äußerst schwierig. Alle Termine und Orte, die ich ihr für ein Treffen anbot, lehnte sie ab. Ich versuchte also telefonisch herauszubekommen, was geschehen war.

Charlene war gerade achtzehn Jahre alt und hatte vor einigen Monaten in der achtzehnten Schwangerschaftswoche ein Baby verloren. Sie hatte eine deutsche Mutter, einen syrischen Vater und fünf Geschwister. Ihre Eltern ahnten nicht einmal, dass sie einen Freund hatte. Niemand aus der Familie hatte von der Schwangerschaft gewusst. Den dicken Bauch hatte sie stets unter weiten Blusen verborgen.

In der Nacht, als die Wehen einsetzten, erklärte sie ihrer Mutter, sie würde bei einer Freundin übernachten, um mit dieser für eine Prüfung zu lernen.

Ihr Freund brachte sie ins Krankenhaus, sie bekam das tote Baby und verschwand am nächsten Morgen. In der Schule vertraute sie sich schließlich einer jungen Lehrerin an, die ihr viel Zeit widmete und ihr zuhörte.

Doch Charlene hatte im Prinzip das gleiche Problem wie Christa: Sie konnte weder zur Schwangerschaft noch zur Geburt und dem Tod des Kindes stehen. Daher gab es auch kaum eine Möglichkeit, den Verlust zu bewältigen.

Als ich mich das erste Mal mit ihr traf, hatte sie mich angerufen und mir gewissermaßen befohlen, dass ich nach meiner Arbeit in einem Münsteraner Café auf sie warten sollte.

Dort saßen wir dann, und Charlene hatte unglaubliche Angst, dass man uns zusammen sehen würde. Ständig blickte sie um sich.

»Charlene, was ist denn los? Erwarten Sie noch jemanden?«, fragte ich schließlich.

»Nein, nein, aber man kennt Sie, und wenn man uns zusammen sieht, weiß jeder, warum ich hier mit Ihnen sitze!«, gab sie ängstlich zu.

»Charlene, das ist Unsinn! Ich habe doch Freundinnen und Bekannte, die keine toten Kinder bekommen haben. Doch nicht jede Frau, mit der ich mich treffe, hat eine Totgeburt hinter sich! Ich mache schließlich auch noch etwas anderes als nur Trauerbegleitung. Nun entspannen Sie sich und erzählen Sie mir Ihre Geschichte!«

Charlene erzählte. Stockend, verlegen und mit Tränen in den Augen. Als ich mich erkundigte, ob sie ihrem Kind einen Namen gegeben hätte, fing sie heftig zu weinen an.

Ich legte ihr stumm die Hand auf den Arm und ließ sie weinen.

In diesem ersten Gespräch riet ich ihr noch nicht, sich ihrer Mutter anzuvertrauen, doch behutsam erklärte ich ihr, dass sich die Trauer immer einen Weg sucht.

Ich riet ihr zunächst, ihrem Kind einen Brief zu schreiben, in dem sie all ihre Muttergefühle zum Ausdruck bringen konnte. Ich nannte ihr Literatur und machte sie auch auf das nächste Treffen meines Trauerkreises aufmerksam. Doch da blockte sie sofort ab!

In den nächsten Wochen rief sie immer spontan an und wollte mich sofort sehen. Es war oft sehr schwierig für mich, zumal ich in der Zeit einen Unfall hatte und lange krank war.

Zweimal tauchte Charlene bei mir im Büro auf, einmal kam sie mit ihrer Lehrerin zu mir nach Hause. Doch all mein Reden, all meine Angebote waren fruchtlos. Sie wollte sich weder ihrer Mutter noch ihrer Schwester anvertrauen, sie hatte sich von ihrem Freund getrennt, und sie wollte auch keine Psychotherapie beginnen.

Ich habe mich ungefähr ein halbes Jahr mit Charlene beschäftigt, bevor ich ihr klarmachte, dass ich absolut nichts mehr für sie tun könne, wenn sie sich nicht helfen ließe.

Dreimal hatte sie zugesagt, am Trauerkreis teilzunehmen, dreimal wollten wir sie besonders liebevoll empfangen, und dreimal warteten wir vergeblich auf sie.

Diese Erfahrungen machen mich stets sehr traurig und unsicher, denn jedes Mal muss ich erkennen, wo meine Grenzen sind. Ich kann nur Hilfe anbieten, aber ich kann sie niemandem aufzwingen. Wer sich nicht helfen lässt, geht den falschen Weg und wird den Verlust des Kindes vielleicht nie wirklich verarbeiten.

Bei Charlene und Christa war ich machtlos gewesen. Meine Hilfe wurde abgelehnt. Aber sie sind Einzelfälle.

Im Allgemeinen bekomme ich irgendwann Rückmeldungen von den Frauen, die mich anrufen und sich bei mir bedanken, weil sie durch meine Unterstützung ihren Weg gefunden haben.

Heidrun zum Beispiel, eine junge Frau, die schwer an Endometriose erkrankt war und nur mit sehr viel Glück und dem Einsatz von starken Hormonpräparaten schwanger geworden war, hatte ihr Baby in der zwölften Schwangerschaftswoche verloren. Sie war untröstlich und hatte keine Ahnung, wie sie jemals darüber hinwegkommen sollte. Heidrun erhielt sehr viel Unterstützung von ihrem Mann, der selbst nach Monaten noch nicht genervt war, wenn sie Weinkrämpfe bekam und Selbstmordgedanken aussprach.

Heidrun besuchte mich einige Male und weinte sich bei mir aus. Sie hatte das Gefühl, ihre Trauer grenzenlos zu übertreiben, weil sie ja »nur« eine ganz frühe Schwangerschaft verloren hatte. In vielen Gesprächen gelang es mir, ihr Selbstbewusstsein aufzubauen. »Sie unterscheiden sich doch nicht von mir oder von einer Frau, die ein Kind in der vierzigsten Schwangerschaftswoche verloren hat? Sie trauern um Ihr Kind. Sie haben so lange gewartet, so viel für diese Schwangerschaft auf sich genommen und aufgegeben. Ich kenne diesen Albtraum ›Kinderwunschsprechstunde‹ mit allen Konsequenzen. Ihre Trauer ist doch nicht weniger wert, weil Ihr Baby so früh gestorben ist! Lassen Sie sich das Recht zu trauern nicht nehmen! Stellen Sie sich vor Ihr Kind, das schon so wirklich war und seinen Platz in Ihrem Leben und dem Ihres Mannes eingenommen hatte!«

Monate nach unserem letzten Gespräch rief mich Heidrun an, bedankte sich und sagte, dass ich sie auf den richtigen Weg gebracht hätte. Sie sei offensiv mit ihrer Trauer umgegangen und hätte sich eines Tages viel freier gefühlt. Nun sei sie – ohne medizinische Hilfe – auf ganz normalem Wege wieder schwanger geworden und bereits in der fünfzehnten Woche!

Pünktlich zum Jahresende lag in meinem Briefkasten ein Umschlag mit einem Babyfoto von Heidruns Sohn Robin.

Manchmal hatte ich die Gelegenheit, noch vor der Geburt des toten Kindes ›eingreifen‹ zu können.

Diese Menschen sind voller Unsicherheit und Ängste. »Dürfen wir verlangen, dass man uns mit dem Kind allein lässt, wenn es geboren ist?« Oder auch: »Dürfen wir unser Kind beerdigen lassen, obwohl es erst fünfzehn Wochen alt ist?« »Dürfen wir im Krankenhaus einen Seelsorger bitten, es zu segnen?« »Dürfen unsere Eltern, also die Großeltern unseres Kindes, kommen und von dem Enkelkind Abschied nehmen?« Es ist unglaublich, wie handlungsunfähig die meisten Eltern angesichts des dramatischen Verlustes sind. Dabei haben sie die gleichen Rechte, die sie auch bei einer Lebendgeburt hätten. Sie fühlen sich als Außenseiter und lassen verstört mit sich geschehen, was sie unter anderen Umständen nie im Leben erduldet hätten.

Wenn es mir dann gelingt, den Eltern Selbstbewusstsein und Stärke zu vermitteln, und diese angemessen von ihrem Kind Abschied nehmen durften und sogar eine Trauerfeier mit anschließender Beisetzung organisieren konnten, ist damit die Basis für den richtigen Weg der Trauer geschaffen. Solche Eltern haben es leichter als die, die ihr Kind womöglich nicht mal gesehen haben.

Sehr nahe gegangen sind mir die Anrufe einer alten Dame. Die Tochter hatte in der achtzehnten Woche die Diagnose ›Intrauteriner Fruchttod‹ erhalten und lag nun unter schwerem Schock im Krankenhaus. Die Großmutter des toten Kindes rief mich einige Male an und kämpfte immer sehr um ihre Beherrschung.

Ich erteilte ihr sachlich Auskunft über die Möglichkeit einer Beisetzung und beschwor sie immer wieder, die Mutter über ihre Rechte aufzuklären. Sie solle sich ihr Kind so oft bringen lassen, wie sie wolle, und darauf bestehen, dass die Familie in Ruhe Abschied nehmen könne.

Als mich die Großmutter das letzte Mal anrief, lag ihre Tochter bereits im Kreißsaal. Die alte Dame war völlig fertig und konnte kaum noch sprechen. Ich versuchte, ihr Mut zu machen, die kommenden Stunden durchzustehen: »Sie sind eine sehr starke Frau! Durch diese Unterstützung haben Sie Ihrer Tochter sehr viel abgenommen. Sie wird in der Lage sein, ihr Schicksal anzunehmen, weil Sie sie auf den richtigen Weg gebracht haben. Ich habe großen Respekt vor Ihrem Engagement!«

Die Frau begann zu schluchzen und bedankte sich bei mir.

Es erfüllte mich mit tiefer Zufriedenheit und dem Gefühl, etwas Sinnvolles bewirkt zu haben, als ich später erfuhr, dass das Baby, ein kleines Mädchen, ein eigenes Grab bekommen und die Krankenhausseelsorgerin sich intensiv um Eltern, Großmutter und das Baby gekümmert hatte.

ANHANG

Fakten über Tot- und Fehlgeburten

Im medizinischen Sinne ist ein totes Baby unter fünfhundert Gramm eine Fehlgeburt. Über fünfhundert Gramm Gewicht spricht der Mediziner von Totgeburt.

Bis zur zwölften Schwangerschaftswoche (SSW) handelt es sich um einen Embryo, und ab der dreizehnten SSW, wenn die Organentwicklung abgeschlossen ist, spricht man vom Fötus.

Wenn eine Frau schwanger geworden ist, gilt in den ersten vierzehn Tagen nach der Befruchtung das Alles-oder-nichts-Prinzip, das heißt, nur eine intakte Schwangerschaft wird fortgesetzt. Meist weiß die Frau in diesem Stadium noch gar nichts von der Schwangerschaft und denkt, dass ihre Periode sich verschoben hat.

Die ersten zwölf Wochen einer Schwangerschaft sind die fragilsten. Hier ist die Fehlgeburtenrate am höchsten. Etwa drei Viertel aller Schwangerschaften, die keine Lebendgeburt zur Folge haben, enden hier.

Es gibt sehr viele Gründe für eine Fehlgeburt, ein paar der wichtigsten seien hier genannt: Das Alter der Mutter hat einen Einfluss auf eine eventuelle Behinderung, eine Frau ab dreiundvierzig Jahren hat eine Chance von beinahe acht Prozent, ein Kind mit Trisomie 21 (auch Mongolismus oder Down-Syndrom genannt) zur Welt zu bringen.

Ab fünfunddreißig Jahren ist eine Frau automatisch risikoschwanger, denn nicht nur das Down-Syndrom, auch viele andere genetische Erkrankungen treten ab dem fünfunddreißigsten Lebensjahr häufiger auf.

Pränatale Diagnostik wie Chorionzottenbiopsie oder Amniozentese (Fruchtwasseruntersuchung), bestimmte Medikamente, Strahlentherapien oder radiologische Untersuchungen, Unfall, Schock, Trauma, Hormonstörungen, Chromosomendefekte und anderes können die Ursache für eine Fehlgeburt sein.

- In der Zeit meiner Arbeit mit Sternschnuppe war die häufigste Todesursache die Plazentainsuffienz.
- Am zweithäufigsten begegnete mir die Todesursache ohne medizinisch-erkennbare Anzeichen. Also der unklare Tod, oftmals auch trotz Obduktion.
- Am dritthäufigsten war der Gendefekt, also eine Chromosomenveränderung oder eine Erbkrankheit.

Ein Kind, das unter fünfhundert Gramm wiegt, aber nur einen einzigen Atemzug getan hat, ist bestattungspflichtig.

Babys unter fünfhundert Gramm dürfen, müssen aber nicht bestattet werden. Das neue Bestattungsgesetz schreibt vor, dass die Krankenhäuser die Eltern eines totgeborenen Kindes unter 500 Gramm ausdrücklich auf die Möglichkeit einer Bestattung hinweisen müssen.

Meine Beratung geht immer dahin, dass ich dafür plädiere, ein Kind zu beerdigen, solange es »als Ganzes« aus dem Mutterleib herauskommt. Das heißt, ich rate Krankenhäusern, Beratungsstellen, Seelsorgern und verwaisten Eltern, auch eine Fehlgeburt im frühen Schwangerschaftsstadium auf jeden Fall wenigstens anonym bestatten zu lassen.

Bei einer Fehlgeburt fällt der lange Weg der Geburt weg, der zum Trauerprozess dazu gehört. Es ist der erste und letzte und zugleich auch schwerste Weg, den Mutter und Kind miteinander gehen.

Eine Frau, die ihr Kind normal gebiert, hat wenigstens diese Erinnerung, ist irgendwo auch nach der Geburt stolz, es geschafft zu haben. Sie fühlt sich viel eher als Mutter als eine Frau, die eine Fehlgeburt im frühen Schwangerschaftsstadium erlebte und »nur« eine Ausschabung hatte.

Die erste Ultraschallaufnahme nach der Operation ist für viele Frauen ein traumatisches Erlebnis, das sie lange Zeit begleitet. Der leere Bauch, keine Möglichkeit des Abschiednehmens, kein Ort der Trauer ...

In vielen Städten schlägt man im Krankenhaus den Eltern eines verstorbenen Babys unter fünfhundert Gramm die anonyme Sammelbestattung vor. Das heißt, das Kind wird zusammen mit anderen verstorbenen Babys beigesetzt, und es findet eine ganz normale Trauerfeier und Verabschiedung am Grab statt. Die Kosten werden auf alle Eltern umgelegt oder sehr häufig von der Stadt oder den Krankenhäusern selbst getragen.

Zurzeit gilt mein Engagement der Organisation von anonymen Sammelbestattungen auch für Münsters Krankenhäuser. Am 15.08.2002 fand die erste anonyme Bestattung hinter der Skulptur auf Lauheide statt.

Die verschiedenen Stadien der Trauer:

Während meiner Arbeit mit Trauernden stellte ich fest, dass sich die Art und Weise, wie Menschen auf den Tod reagieren, mehr oder weniger gleicht und wiederholt:

1. Der Betroffene steht kurzfristig, höchstens jedoch bis nach der Beerdigung unter Schock.
2. Die Zeit danach ist geprägt von Sehnsucht, Verzweiflung, Nicht-wahrhaben-Wollen, Weinkrämpfen, Herausschreien des Schmerzes. Hierzu gehören auch Aggression, Wut und völlige Rastlosigkeit. Körper und Verstand kommen nicht zur Ruhe, Ablenkung ist kaum möglich. Typische Gedanken sind: Nichts ist mehr so wie früher, aber die Sonne scheint, und die Menschen lachen. »Mein Kind ist tot, und die Erde dreht sich trotzdem weiter!« Diesen verzweifelten Ausspruch habe ich unzählige Male gehört. In diese Phase gehört auch die Todessehnsucht, von der jede Frau mehr oder weniger ergriffen wird. »Ich will zu meinem Kind. Ich will und kann nicht mehr weiterleben!« Latent ist diese Sehnsucht lange Zeit vorhanden. Oftmals führt sie in dieser Phase auch zur reaktiven Depression. Dann besteht unbedingt Handlungsbedarf, das heißt, eine psychotherapeutische Behandlung ist notwendig.
3. Drei bis sechs Monate nach der Geburt setzen die Schuldgefühle ein. Die Frau findet alle möglichen Gründe, um sich die Schuld am Tod des Kindes zu geben. Mutmaßungen über mögliche Fehler der Ärzte und Hebammen bezieht die Frau auf sich, denn sie hat diese ja zugelassen. Auch hier gibt es möglicherweise nur Hilfe durch eine Psychotherapie, weil das übersteigerte Schuldempfinden tiefer liegende Gründe haben kann.
4. Das Begreifen setzt ein. Man will den Schmerz annehmen. Wenn man beginnt, den Zustand der Trauer, die Weinkrämpfe, die Verzweiflung zu akzeptieren, wie man beispielsweise eine Grippe akzeptieren muss, fällt das Begreifen leichter. Der Mensch ist »verrückt«, nicht im Sinne von »durchgedreht«, sondern er hat seinen ursprünglichen Platz im Leben verloren und muss nun einen neuen

Ort für seine Lebensmitte finden. Dazu gehört das Annehmen der Trauer, die permanente, irgendwann nur noch latente und beinahe unsichtbare Trauer. Das tote Kind gehört jetzt zum Leben. Es hat seinen Platz im Leben der Mutter erhalten, denn diese kann mit dem Verlust allmählich umgehen. Schrittweise verlieren sich Schuldgefühle. Das heißt, die Mutter kann wieder ohne Scham lachen, sie hat den Wunsch, auf Partys zu gehen, zu verreisen, das Sexualleben normalisiert sich, und sie sortiert ihr Leben neu. Das Trauerjahr geht zu Ende. Der erste Todestag des Kindes steht bedrohlich bevor, und wenn dieser dann überstanden ist, geht es langsam wieder aufwärts. Ich rate den Eltern, die dem ersten Todestag mit Angst und Schrecken entgegensehen, an diesem Tag etwas besonders Schönes und Außergewöhnliches zu unternehmen. Freizunehmen, zusammen wegzufahren, abends zusammen Essen oder ins Kino oder ins Theater zu gehen. Im darauf folgenden Jahr herrscht dann die Erinnerung an diesen »schönen« Tag vor. Die Angst vor dem Tag selber ist viel größer als das Erleben des ersten Todestages. Im Nachhinein »war es dann meistens gar nicht so schlimm«.

Sexuelle Probleme

Diese gehören nicht selten zum Trauerprozess dazu. Auch hier habe ich immer wieder die gleichen Beobachtungen gemacht:

1. Viele Frauen wollen sofort und um jeden Preis wieder schwanger werden. Ein neues Kind soll den Verlust quasi ungültig machen. Sehr häufig schlafen diese Frauen nur

noch zur Zeugung eines Kindes mit ihrem Partner, was natürlich zu Partnerschaftsproblemen bis hin zur Impotenz führen kann.

2. Sex wird lange nicht mehr zugelassen. Die Frau erträgt die Berührungen des Partners nicht. Sie flüchtet sich in psychosomatische Erkrankungen wie Migräne, Allergien und Unterleibsschmerzen. Auch hier kommt es zu Beziehungsproblemen, wenn der Partner irgendwann kein Verständnis für den sexuellen Rückzug seiner Frau aufbringt.
3. Seltener: Das Bedürfnis festzustellen, ob man sexuell noch begehrenswert ist, ob Sex überhaupt noch »geht«. Kann auch zu Beziehungskrisen/Trennungssituationen führen, wenn die Frau ihrem Partner untreu wird und sich sexuelle Bestätigung auch von anderen holt.

Ansprache von Friederike Rosenfeld im Gedenkgottesdienst vom 9. Dezember 2001

Bedenkt: Den eigenen Tod, den stirbt man nur. Doch mit dem Tod der anderen muss man leben.

Guten Tag, liebe Eltern, Geschwister, Großeltern und Freunde unserer verstorbenen Kinder, deren wir heute, am 9. Dezember 2001, gedenken. Der zweite Sonntag im Dezember ist ein Tag, an dem alle verwaisten Eltern auf unserer Erde zueinander finden können. Überall in der Welt werden an diesem Tag Gedenkgottesdienste gefeiert, und so manches Fenster wird um neunzehn Uhr mit einer Kerze erhellt sein.

Jede Kerze symbolisiert einen grausamen und ungerechten Schicksalsschlag. Ein Kind ist gestorben und hat seine Eltern zurückgelassen. Auch ich habe heute eine Kerze in mein Fenster gestellt und möchte Ihnen dazu eine Geschichte erzählen:

Im April 1996 kam in einem ganz normalen Kreißsaal, der mit allen Utensilien ausgestattet war, um ein Baby liebevoll zu empfangen, in einer ganz normalen sechsstündigen Geburt ein kleines Mädchen zur Welt. Es wurde gewogen und gemessen, es wurde in ein weiches Tuch gewickelt und seiner Mutter gezeigt, die ihm den Namen Regine gab. Doch Regine war kleiner und leichter als andere Babys, die an diesem Tag in diesem Krankenhaus geboren wurden. Regine war tot.

Als man mich aus dem Krankenhaus entließ, sah ich auf dem Flur ein Paar, das sein Neugeborenes glücklich und stolz nach Hause trug. Mein Kind war bereits in der Pathologie, und ich war allein und trug nur meine Tasche, in der ein Foto von meinem toten Kind lag.

Die Diagnose »Intrauteriner Fruchttod« hat mich verändert und meinem Leben eine grundlegende Wendung gegeben. Ich bin eine Mutter, die für den Rest ihres Lebens eine unerfüllte Sehnsucht und eine große Trauer in sich trägt. Doch ich bin nicht allein.

Pro Jahr werden in Deutschland bis zu viertausend Babys tot geboren. Fehlgeburten bis zur zwölften SSW sind hier nicht mitgerechnet. Auch der plötzliche Kindstod im ersten Lebensjahr bedroht immer noch jedes Neugeborene.

Jedes Jahr sterben Kinder an grausamen Krankheiten wie Krebs und Aids. Die Zahl der Kinder, die bei einem Verkehrsunfall ums Leben kommen, und der Kinder, die einem Gewaltverbrechen zum Opfer fallen, wächst von Jahr zu Jahr wie auch die Zahl der Kinder jeden Alters, die den Freitod wählen.

All diese verwaisten Mütter und Väter müssen lernen, mit ihrer Trauer und ihrer Sehnsucht umzugehen. Jeden Tag, immer wieder, Jahr für Jahr. Diese Menschen haben ihren gewohnten Platz im Leben aufgeben müssen, sie sind »verrückt«.

Manche müssen lernen zu weinen, manche erleben zum ersten Mal, was ›Angst haben‹ bedeutet, und suchen Nähe. Sie alle müssen lernen, durchzuhalten, den Schmerz und die Sehnsucht zu ertragen. Es dauert lang, bis sie wieder Liebe spüren können. Sie müssen Unruhe erdulden und Nachsicht erbitten.

Viele finden ihren Glauben an Gott und entdecken schließlich Neues, das ihnen Kraft und Zuversicht gibt. Ein Jahr nach Regines Tod versuchte auch ich, den Sinn im Tod meiner Tochter zu erkennen. Regine war nicht einfach so gegangen, sie hatte mir einen Auftrag, eine soziale und zugleich christliche Mission erteilt: Ich sollte nun anderen Müttern und Vätern helfen!

So wurde ich Ansprechpartnerin für meine Schicksalsgefährten und gründete die Kontaktstelle Sternschnuppe. Seitdem haben unzählige Frauen, Männer und Paare den Weg zu mir gefunden. Ich habe ihnen zugehört und versucht, Trost zu spenden und Hilfe zu geben. Eine Frage wird mir immer wieder gestellt. Die Frage nach dem Warum? Warum ist mein Kind gestorben?

Eltern sollten vor ihren Kindern sterben.

Die Frage nach dem Warum habe ich nie beantworten können. Aber ich habe begriffen und akzeptiert, dass der Tod zum Leben gehört und dass er seine eigenen Regeln hat.

Als meine Tochter starb, war mein Sohn zwei Jahre alt. Er hat seine Schwester nie kennen gelernt, aber er liebt sie trotzdem, und er weiß sie sicher beim lieben Gott. Manchmal steht er im Dunkeln auf dem Balkon und winkt ihr zu. Dann hat er einen besonders hellen Stern gesehen und stellt sich vor, dass seine Schwester von dort oben zu ihm herunterleuchtet. »Hallo Regine! Ich bin's, der Julian, dein großer Bruder! Geht es dir gut? Ich hab dich lieb!« Das sind Momente, wo ich meinen Sohn glühend beneide um seine leichte Art, den Tod als selbstverständlich zu akzeptieren. Sie hat es gut, die kleine Schwester, sie ist im Himmel, dort ist alles gut, und niemand kann ihr etwas zu Leide tun.

Wir müssen unseren Weg finden, unser Schicksal anzunehmen, und dürfen nicht verzweifeln. Wir alle brauchen einen Ort der Trauer, sei es das Grab unseres Kindes, sei es eine Gedenkstätte wie die Skulptur auf Lauheide, die »Den tot geborenen Kindern« gewidmet ist. Viele finden Trost im Gebet, andere im Austausch mit anderen Betroffenen. Wir sind nicht allein, wir sind viele Trauernde, die das gleiche grausame Schicksal teilen. Und vielleicht sollten wir uns ein wenig die Denkweise von Julian und allen seinen kleinen Altersgenossen zu eigen machen? Unser Kind ist sicher beim lieben Gott. Ihm kann nichts mehr geschehen.

Ansprache von Pfarrer Stephan Kreutz, Münster-Wolbeck, zur Einweihung des Gedenkplatzes auf dem Waldfriedhof Lauheide, 24. 5. 2001

Dass die Einweihung unseres Gedenkplatzes gerade heute, am Tag »Christi Himmelfahrt« stattfindet, hat für mich eine tiefe Bedeutung. Dieser Feiertag will erinnern, dass durch Jesus Christus Himmel und Erde nicht zwei getrennte Welten sind, sondern sich in dem einen göttlichen Kosmos berühren.

Und je mehr ich darüber nachdenke, desto mehr wird mir deutlich, dass dieser wunderschön gestaltete Gedenkplatz wie ein Stück Himmel ist.

Ein Stück Himmel auf der Erde.

Ein Stück Himmel auf dem Friedhof, an dem Ort, an den Menschen ihre größte Trauer und ihr größtes Leid tragen.

Das mag auf den ersten Blick paradox erscheinen. Denn angesichts des Todes scheint uns der Himmel unendlich fern zu sein.

Da freuen sich junge Eltern auf ihr Kind, spüren es im Mutterleib heranwachsen, überlegen sich, wie es heißen soll. Und dann ist da plötzlich kein Lebenszeichen mehr. Und später sagt eine Stimme: »Ihr Kind lebt nicht mehr!«

Kann der Himmel weiter weg sein?

Eltern tot geborener Kinder erzählen davon, wie schrecklich diese Erfahrung für sie war. »Am schlimmsten aber war«, so sagen manche, »dass wir unser totes Kind nicht einmal richtig betrauern konnten!«

Da war kein Ort für sie, der ihrer Trauer Raum gegeben hätte. Da war kein Mensch für sie, der die Trauer mitgetragen hätte.

Für diese Eltern gibt es in Münster schon seit einiger Zeit mit Friederike Rosenfeld eine Frau, die mit ihrer Kontaktgruppe »Sternschnuppe« auf wunderbare Weise Begleiterin sein kann auf dem Weg der Trauer. Und durch ihr Engagement gibt es ab heute hier auf dem Waldfriedhof Lauheide diesen neuen Gedenkplatz, der wie ein himmlischer Lichtblick sein kann für jene Mütter und Väter, die der Tod ihres ungeborenen Kindes in große Trauer und Dunkelheit geworfen hat.

Ein Lichtblick, der ihnen sagt, dass ihr Kind nicht vergessen ist.

Ein Lichtblick, der sie erahnen lässt, dass Gottes Himmel keinem Menschen verschlossen sein soll – keinem Menschen, der große Trauer in seinem Herzen trägt, und erst recht keinem Baby, das im Mutterleib gestorben ist.

Ich glaube jedenfalls fest daran, dass die Kinder, um die wir trauern und die nicht die Chance hatten, das Licht der Welt zu erblicken, doch das Licht Gottes erblickt haben! Und so, wie sie für die trauernden Eltern geliebte Kinder bleiben, so sind sie auch Gottes geliebte Kinder, die er in die Weite seines Himmels aufgenommen hat.

Wo wir uns ganz nahe fühlen, so wie an diesem Gedenkplatz, kommt uns mit ihnen auch der Himmel Gottes nahe.

Und wir können spüren, dass Gottes Himmel nicht unerreichbar fern von uns ist, sondern um uns herum. Ganz nah.

So wie es ein modernes Kirchenlied besingt: »Der Himmel geht über allen auf, auf alle über, über allen auf!«

Möge dieser besondere Ort, den wir heute, am Tage »Christi Himmelfahrt« einweihen, für viele trauernde Mütter und Väter ein Ort sein, an dem ihnen der Himmel näher kommt. Weil sie sich ihrem Kind nahe fühlen können, das in

Gottes Himmel geborgen ist. Und weil sie hier Trost erfahren und vielleicht wieder neuen Mut schöpfen können. Denn dann ist Gott da.

Dann berührt der Himmel die Erde.

Literaturliste

Hannah Lothrop: *Gute Hoffnung, jähes Ende. Fehlgeburt, Totgeburt und Verluste in der frühen Lebenszeit. Begleitung und neue Hoffnung für Eltern.* Kösel, München 2000.

Angela Körner-Armbruster: *Totgeburt weiblich. Ein Abschied ohne Begrüßung.* Attempto, Tübingen 1994.

Jorgos Canacakis: *Ich begleite dich durch deine Trauer.* Kreuz-Verlag, Stuttgart 1990.

Fritz Helmut Hemmerich: *In den Tod geboren.* BoD, Norderstedt 2000.

Christine Grützner: *Fehl- und Totgeburt. Ein Weg aus dem Tabu.* B. Kunz Verlag, Hagen 1999.

Oriana Fallaci: *Brief an ein nie geborenes Kind.* Fischer-Taschenbuch, Frankfurt a. M. 1999.

Sabine Fritz Roth, *Wenn die Wiege leer bleibt. Hilfe für trauernde Eltern.* Ehrenwirth Verlag, Bergisch Gladbach 2002.

Besonders hinweisen möchte ich auf die zahlreichen Veröffentlichungen von ***Elisabeth Kübler-Ross*** zum Thema Sterben und Trauern, erschienen in diversen Verlagen.

Im Internet finden Sie die Kontaktstelle Sternschnuppe unter www.sternschnupperike.de. Dort biete ich auch eine ausführliche Linksammlung an.

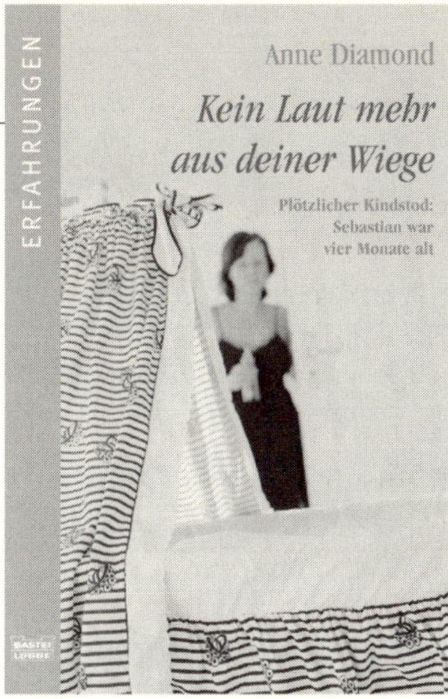

Eines Morgens findet Anne ihren vier Monate alten Sohn Sebastian tot in seiner Wiege. Er starb am plötzlichen Kindstod. Der Verlust des fröhlichen Babys ist für die Familie eine unbegreifliche Tragödie. Um diesen Schicksalsschlag zu bewältigen, beginnt Sebastians Mutter Anne sich über das noch wenig erforschte Phänomen des plötzlichen Kindstods zu informieren. Dabei macht sie eine erschütternde Entdeckung ...

ISBN 3-404-61385-6

BASTEI LÜBBE

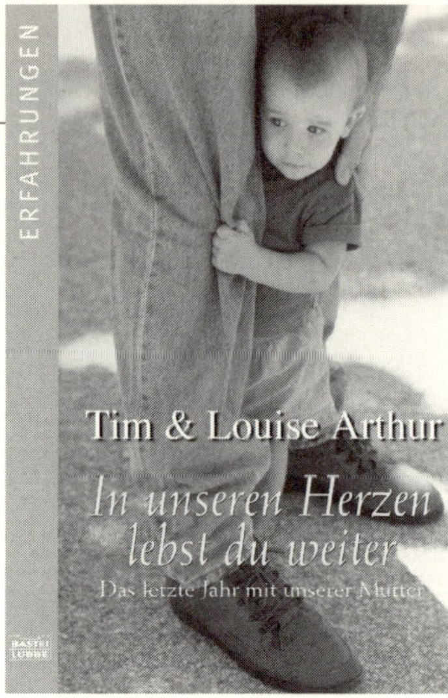

Für alle Leserinnen des Erfolgsbuches von
Ruth Picardie

Louise war 27, als bei ihr ein nicht operierbarer Gehirntumor entdeckt wurde. Sie wusste, dass sie nicht mehr lange zu leben hatte und war entschlossen, das letzte Jahr ihres Lebens so intensiv wie möglich mit ihrem Ehemann Tim und ihrer Tochter Caitlin zu leben. Um ihnen ein Andenken zu hinterlassen begann sie, ein Tagebuch im Internet zu schreiben, das von Tausenden gelesen wurde, weil es so aufrichtig, lebensklug und lebenslustig war.
Tim, ihr Ehemann, hat Louises Geschichte aufgeschrieben. Dieses Buch ist seine Liebeserklärung an ›Weeze‹, wie er Louise immer nannte.

ISBN 3-404-61518-2

BASTEI LÜBBE

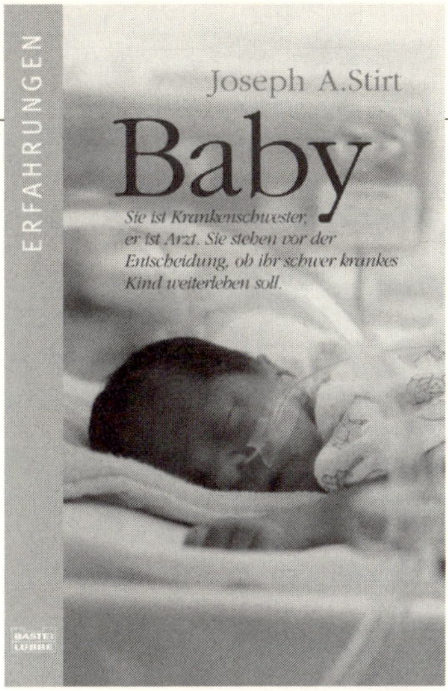

Sechs Wochen vor dem errechneten Geburtstermin setzen bei der Krankenschwester Judith die Wehen ein. Die Geburt ist schwierig, aber mit Hilfe ihres Mannes bringt sie ihre kleine Tochter Carrie zur Welt.
Zuerst scheint alles normal, doch an ihrem zweiten Lebenstag muss Carrie auf die Intensivstation. Ihr Leben hängt an einem seidenen Faden.

ISBN 3-404-61500-X

BASTEI LÜBBE